中医古籍医案辑成·学术流派医案系列

易水学派医案

（一）

李　杲　　王好古　　罗天益　　张介宾

赵献可　　李中梓　　高斗魁

主　编　李成文

中国中医药出版社

·北　京·

图书在版编目（CIP）数据

易水学派医案（一）/李成文主编 . —北京：中国
中医药出版社，2015.8

（中医古籍医案辑成·学术流派医案系列）

ISBN 978-7-5132-2286-0

Ⅰ . ① 易… Ⅱ . ① 李… Ⅲ . ① 医案—汇编—中国
Ⅳ . ① R249.1

中国版本图书馆 CIP 数据核字（2015）第 023007 号

中 国 中 医 药 出 版 社 出 版
北京市朝阳区北三环东路 28 号易亨大厦 16 层
邮政编码 100013
传真 010 64405750
三河鑫金马印刷有限公司印刷
各地新华书店经销

*

开本 880×1230 1/32 印张 8.25 字数 237 千字
2015 年 8 月第 1 版 2015 年 8 月第 1 次印刷
书号 ISBN 978-7-5132-2286-0

*

定价 30.00 元
网址 www.cptcm.com

中医古籍医案辑成

九七叟朱良春题

《中医古籍医案辑成》编委会

《易水学派医案（一）》编委会

主　编　李成文

副主编　马素平

编　委（按姓氏笔画排序）

马素平　李成文　辛　宁

内容提要

  金元医家张元素创立了较为系统的脏腑寒热虚实辨证学说，后经其弟子及再传弟子李杲、王好古、罗天益等人不断发挥，形成了著名的易水学派。明代医家薛己、张介宾、赵献可、李中梓等人在此基础上进一步探讨脾胃和肾命学说，并善用甘温之品，又被后世称为温补学派，清代高斗魁等人又继承其学并有所发展。为体现其学说理论的一脉相承，《中医古籍医案辑成·学术流派医案系列》将以上医家均归于易水学派中。

  本书收录李杲、王好古、罗天益、张介宾、赵献可、李中梓、高斗魁的临证医案，按内科、妇科、儿科、外科、五官科、其他排序，体现了易水学派以脏腑寒热虚实进行辨证论治的特点。

前　言

医案揭示了历代医家在临证过程中的辨病辨证思路、经验体会和用药特色，浓缩并涵盖了中医基础理论、临床、本草、针灸推拿等多学科内容，理法方药俱备，临病措方，变化随心，对学习借鉴名医经验、临证思路，指导用药，提高临床疗效，继承发展中医学具有重要的意义，因而备受历代医家青睐。

明代医家李延昰在《脉诀汇辨》中指出："医之有案，如弈者之谱，可按而覆也。然使失之晦与冗，则胡取乎？家先生之医案等身矣，语简而意明，洵足以尽脉之变。谨取数十则殿之，由此以窥轩岐之诊法焉，千百世犹旦暮也。"孙一奎在《孙氏医案》中指出："医案者何？盖诊治有成效，剂有成法，固纪之于册，俾人人可据而用之。如老吏断狱，爰书一定，而不可移易也。"清代医家周学海强调说："宋以后医书，惟医案最好看，不似注释古书之多穿凿也。每部医案中，必有一生最得力处，潜心研究，最能汲取众家之所长。"俞震在《古今医案按》中说："闻之名医能审一病之变与数病之变，而曲折以赴之，操纵于规矩之中，神明于规矩之外，靡不随手而应，始信法有尽，而用法者之巧无尽也。成案甚多，医之法在是，法之巧亦在是，尽可揣摩。"方耕霞指出："医之有方案，犹名法家之有例案，文章家之有试牍。"余景和在《外证医案汇编》中说："医书虽众，不出二义。经文、本草、经方，为学术规矩之宗；经验、方案、笔记，为灵悟变通之用。二者皆并传不朽。"章太炎指出："中医之成绩，医案最著。欲求前人之经验心得，医案最有线索可寻，循此钻研，事半功倍。"恽铁樵在给《宋元明清名医类案》作序时强调："我国汗牛充栋之医书，其真实价值不在议论而在方药，议论多空谈，药效乃事实，故选刻医案乃现在切要之图。"姚若琴在阐述编辑《宋元明清名医类案》大意时指出："宋后医书，多偏玄理，惟医案具事实精核可读，名家工巧，悉萃于是。"张山雷在《古今医案评议》中说："医书论证，但纪其常，而兼证之纷淆，病源之递嬗，则万不能条分缕析，反致杂乱无章，惟医案则恒随见症为迁移，活泼无方，具有万变无穷之妙，俨如病人在侧，馨咳亲闻。所以多读医案，绝胜于随侍名师，直不啻聚古今之良医而相与晤对一堂，上下议论，何快如之。"秦伯未说："合病理、治疗于一，而融会贯通，卓然成一家言。为后世法者，厥惟医案。""余之教人也，先以《内》《难》《本经》，次以各家学说，终以诸家医案。"程门雪认为："一个中医临床医生，没有扎实的理论基础，就会缺乏指导临床实践的有力武器，而如无各家医案作借鉴，那么同样会陷入见浅识寡，遇到困难束手无策的境地。"俞长荣认为："医案是中医交流和传授学术经验的传统形式之一。它既体现了中医辨证论治的共同特点，又反映了中医不同学派在诊疗方法方面的独特风格。读者从医案中可以体会到怎样用理论来指导实践，并怎样通过实践来证实理论；怎样适当地运用成法和常方，并怎样有创造性地权宜应变。因此，医案不仅在交流临床经验、传播中医学术方面具有现实意义，同时对继承老中医学术经验也起了积极的推进作用。"

医案始于先秦，奠基于宋金元，兴盛于明清。晋代王叔和的《脉经》内附医案。唐代孙思邈《备急千金要方》记录有久服石散而导致消渴的医案，陈藏器《本草拾遗》药后附案。北宋钱乙首次在《小儿药证直诀》中设置医案专篇，寇宗奭《本草衍义》药后附案。南宋许叔微首撰医案专著《伤寒九十论》，其《普济本事方》与王璆《是斋百一选方》方后附案，张杲《医说》记录了许多医案。金代张从正撰《儒门事亲》，李杲撰《脾胃论》《兰室秘藏》《东垣试效方》，王好古撰《阴证略例》，罗天益撰《卫生宝鉴》，以及元代朱震亨撰《格致余论》等综合性医著中论后均附案。自宋金元以后，学习医案、应用医案、撰写医案蔚然成风，医案专著纷纷涌现，如《内科摘要》《外科枢要》《保婴撮要》《女科撮要》《孙氏医案》《寓意草》《里中医案》《临证指南医案》《洄溪医案》《吴鞠通医案》《杏轩医案》《回春录》《经方实验录》等。明代著名医家韩懋、吴昆及明末清初的喻昌还对撰写医案提出了详细要求。而从明代就开始对前人的医案进行整理挖掘并加以研究利用，代不乏人，代表作有《名医类案》《续名医类案》《宋元明清名医类案》《清代名医医案精华》《清宫医案》《二续名医类案》《中国古今医案类编》《古今医案按》《历代儿科医案集成》《王孟英温热医案类编》《易水四大家医案类编》《张锡纯医案》《〈本草纲目〉医案类编》等。由于中医古籍汗牛充栋，浩如烟海。但是，受多方面因素的影响及条件制约，已有的医案类著作所收医案不够全面，参考中医古籍有限，分类整理方法简单局限，难以满足日益增长的不同读者群及临床、教学与科研的需求。因此，从 3200 多种中医古籍包括医案专著中系统收集整理其中的医案日益迫切。这可以充分发挥、利用中医古籍的文献学术价值，对研究中医证候特点与证型规律，提高临床疗效，具有重要的支撑价值。

本套丛书收录 1949 年以前历代医家编纂的 3200 余种中医古籍文献中的医案，分为学术流派医案、著名医家医案、常见疾病医案、名方小方医案四大系列。本书在建立专用数据库基础上，根据临床实际需要，结合现代阅读习惯，参考中医院校教材，对所有医案进行全面分类，以利于了解、学习和掌握历代名医治疗疾病的具体方法、应用方药技巧，为总结辨治规律，提高临床疗效提供更好的借鉴。其中，《学术流派医案系列》以学派为纲，医家为目，分为伤寒学派医案、河间学派医案、易水学派医案、温病学派医案、汇通学派医案；《著名医家医案系列》以医家为纲，以病为目，选取学术成就大、影响广、医案丰富的著名医家的医案；《常见疾病医案系列》以科为纲，以病为目，选取临床常见病和多发病医案;《名方小方医案系列》以方为纲，以病为目，选取临床常用的经方、名方、小方所治医案。

本丛书编纂过程中得到中华中医药学会名医学术思想研究分会的大力支持，年届97岁的首届国医大师朱良春先生特为本书题写书名，中国工程院院士王永炎教授担任主审，在此一并表示衷心的感谢。

由于条件所限，加之中医古籍众多，医案收录过程中难免遗漏，或分类不尽如人意，敬请读者提出宝贵意见，以便再版时修订提高。

《中医古籍医案辑成》编委会

2015 年 6 月

凡　例

《中医古籍医案辑成·学术流派医案系列》依据贴近临床、同类合并、参考中医教材教学大纲、利于编排、方便查阅的原则对医案进行分类与编排。

内科医案按肺系、心系、脾胃、肝胆、肾系、气血津液、肢体经络等排列。

妇科医案按月经病、带下病、妊娠病、生产与产后病、乳房疾病、妇科杂病等排列，并将传统外科疾病中与妇科相关的乳痈、乳癖、乳核、乳岩等医案调整到妇科，以满足临床需要。

儿科医案按内科、外科、妇科、五官科、骨伤科顺序排列。年龄限定在十四岁以下，包括十四岁；对于部分医案中"一小儿"的提法则视医案出处的具体情况确定。

外科医案按皮肤病、性传播疾病、肛门直肠疾病、男性疾病等排列。

五官科医案按眼、耳、鼻、口齿、咽喉顺序排列。

对难以用病名或主症分类，而仅有病因、病机、舌脉等的描述者，归入其他医案。

《学术流派医案系列》为全面反映各学术流派的学术成就，其著作中所摘录或引用其他人的部分医案采用"附"的形式也予以摘录。医案中的方药及剂量原文照录，不加注解。对于古今疾病或病名不一致的医案，按照相关或相类的原则，或根据病因病机，或根据临床症状，或根据治法和方剂进行归类。同一医案有很多临床症状者，一般根据主症特征确定疾病名称。

对因刊刻疑误或理解易有歧义之处，用括号加"编者注"的形式注明本书作者的观点。原书有脱文，或模糊不清难以辨认者，以虚阙号"□"按所脱字数——补入，不出校。

原书中的异体字、古字、俗字，统一以简化字律齐，不出注。

原书中的药物异名，予以保留，不出注。原书中的药名使用音同、音近字者，如朱砂作珠砂、僵虫作姜虫、菟丝子作兔丝子等，若不影响释名，不影响使用习惯，以规范药名律齐，不出注。

本书采用横排、简体、现代标点。版式变更造成的文字含义变化，今依现代排版予以改正，如"右药"改"右"为"上"，不出注。

每个医案尽量标明出处，以助方便快捷查找医案原文，避免误读或错引。

对部分医案或承上启下，或附于医论，或附于方剂，或附于本草，或案中只有方剂名称而无组成和剂量，采用附录的形式，将原书中的疾病名称、病机分析、方剂组成、方义分析、药物用法等用原文解释，以便于更好地理解和掌握。附录中的方剂组成，是根据该医案作者的著作中所述该方剂而引用的，包括经方或名方。

易水学派概论

　　中医学术流派研究是研究中医学术发展沿革的重要方法之一，其便于理清中医学术发展的思想脉络，深入研究历代名医学术思想与临床经验，分清哪些是对前人的继承，哪些是继承中的发展，哪些是个人的创新见解与经验，为中医学进一步发展提供借鉴。学术流派或体系是后人依据著名医家们的师承关系、学术主张或学术倾向、学术影响而划分的。由于中医学术流派形成发展过程中的融合、交叉、分化，学派之间存在千丝万缕的联系，故划分学派的标准不一，有按学科分类，有按著名医家分类，有按学术研究方向分类，有按著作分类，有按地域分类，因而划分出外感学派、内伤学派、热病学派、杂病学派、刘河间学派、李东垣学派、张景岳学派、薛立斋（薛己）学派、赵献可学派、李士材学派、医经学派、经方学派、伤寒学派、河间学派、易水学派、温病学派、汇通学派、攻邪学派、丹溪学派、温补学派、正宗学派、全生学派、金鉴学派、心得学派、寒凉学派、蔺氏学派、经穴学派、穴法学派、重灸学派、重针学派、骨伤推拿学派、指压推拿学派、一指禅推拿学派、经穴推拿学派、腹诊推拿学派、儿科推拿学派、五轮学派、八廓学派、内外障学派、少林学派、武当学派、新安学派等，这对中医学术的发展起到了积极作用。然而，学派研究目前也存在不少问题，主要在于学术流派形成年代、学派划分标准、学派研究学术价值等方面。争论的焦点是基础医学及临床领域中的医经学派、经方学派、汇通学派是否存在，攻邪学派、丹溪学派、温补学派能否另立门户，学派之间的渗透与交叉重复如何界定等；另外，每一学派的代表医家虽然在师承或学术上一脉相承，但其学术理论、临证辨病思路、处方用药方面或相差甚远，这些医学大家大多数是全才，如以学派分类，难免以偏概全；加之以往学术流派研究偏重理论，忽略临床，因此，以派为纲研究著名医家也有其不利的一面。为弥补学术流派研究轻临床的不足，拓展学派研究的内涵与外延，收集学术流派相关医家的涵盖中医基础理论和临床经验的医案已成为当务之急。因为这些医案不仅是著名医家学术思想的直接鉴证，也是研究学术流派源流的最重要的参考依据。

易水学派是研究脏腑病机和辨证治疗的学术流派，其形成有其特定的社会历史背景。宋金元时期，宋辽、宋金、金元、元宋之间，战火连年，百姓饱受饥饿、劳役、惊恐之苦，内伤病显著增多。魏晋至宋代，中医学一直处于经验积累阶段，研究重点偏于经验方的收集与应用，忽略了基础理论研究。虽然刘完素创立了火热理论，在病机学说上取得了重大突破，火热病治疗有了较系统的理论与方法，却不能指导脏腑病变的治疗。而《中藏经·论虚实寒热生死逆顺之法》、孙思邈《备急千金要方》之脏腑虚实、钱乙《小儿药证直诀》的五脏辨证等理论已经远远不能满足临床实际需要。因此，深入系统地探讨脏腑病机理论，已成为当时中医学发展的客观急需。张元素整理总结前人的脏腑辨证用药，结合其临床实践，建立了以寒热虚实为纲的脏腑辨证体系，在学派发展过程中，逐步转向对特定脏腑进行专题研究。

易水学派发展至明代，有一些医家在继承李杲脾胃内伤学说的基础上，进而探讨肾和命门病机，从阴阳水火不足的角度探讨脏腑虚损的病机与辨证治疗，提出以先天阴阳水火为核心的肾命理论，治疗以温养补虚为特色，因而又被后世称之为温补学派。代表医家有薛己、孙一奎、张介宾、赵献可、李中梓等。

张元素，字洁古，金代人，著《医学启源》《脏腑标本寒热虚实用药式》《珍珠囊》等。张氏主张学术创新，提出"运气不齐，古今异轨，古方今病不相能也"之论。他认真研究《内经》《难经》《金匮要略》《中藏经》有关脏腑辨证的论述，吸取《备急千金要方》《小儿药证直诀》中脏腑辨证用药经验，结合自身临床经验，建立了以寒热虚实为纲的脏腑辨证体系，强调根据脏腑寒热虚实辨证用药，为中医辨证理论的发展做出了重大贡献，因而成为易水学派的开山。后世师承其说者众多，其门人有李杲、王好古。

李杲，字明之，晚年自号东垣老人，金代人，著有《脾胃论》《内外伤辨惑论》《兰室秘藏》《东垣试效方》《食物本草》《药类法象》《医学发明》《珍珠囊补遗药性赋》等。他在脏腑辨证理论启示下，探讨脾胃内伤病机，紧密结合临床实践，提出脾胃为元气之本，"脾胃内伤，百病由生"理论，详辨内伤与外感之异同。李杲制定益气升阳、甘温除热大法，创制补中益气汤、升阳益胃汤等名方，成为易水学派的中坚，被后世称为补土学派的宗师。李氏医案散见于《脾胃论》《兰室秘藏》《东垣试效方》《医学发明》之中，包括内、外、妇、儿、五官等各科医案。其医案或附于论后，或附于方后，记载详细，病机分析透彻，处方用药有章法可循，经方与时方并举。并自创新方，如益胃升阳汤、半夏白术天麻汤、木香顺气汤、清神补气汤、补气升阳和中汤、普济消毒饮等所治医案比比皆是。其门人有王好古、罗天益等。

王好古，字进之，元代人，著有《阴证略例》《医垒元戎》。王好古初师张元素，后从李杲之学，得张、李二家之传，阐发阴证病因病机和辨证，重视脏腑内伤、阳气虚损，明确提出"三阴可补"，除运用仲景通脉四逆汤、当归四逆汤、理中汤作为内伤三阴的主治方外，又收集后世温补脾肾诸方如返阴丹、正阳散、附子散、白术散等作为补充。王氏所治医案多为阴证。

罗天益，字谦甫，元代人，著有《卫生宝鉴》，整理了李杲《东垣试效方》。罗天益深入探讨了脾胃的生理功能，揭示脾胃与其他四脏及营卫津液的关系；将李杲所论饱食所伤和劳倦所伤分为食伤和饱伤、虚中有寒和虚中有热，治疗突出甘补辛升，发挥了李杲的脾胃内伤学说；在补中益气汤基础上加川芎、蔓荆子、细辛、白芍而成顺气和中汤，用于治疗气虚头痛。其医案症状记录较为详尽，用药思路颇具特色，治疗过程具体，分析了方药配伍规律，深受后世称赞。

薛己，字新甫，明代人，著有《内科摘要》《保婴撮要》《保婴金镜录》《外科经验方》《外科心法》《外科发挥》《女科撮要》《疠疡机要》《口齿类要》《本草约言》《正体类要》等。薛己受李呆影响，强调"人以脾胃为本"，"胃为五脏本源，人身之根蒂"，"若脾胃一虚，则其他四脏俱无生气"，"人之胃气受伤，则虚证蜂起"，发展了"脾胃内伤，百病由生"理论，治疗多以补中益气汤为法，或出入于四君、六君之间。同时又受王冰、钱乙影响，主张若补脾不应，当求之于肾和命门之水火阴阳不足，肾阴不足用六味丸壮水之主以镇阳光，命门相火不足用八味丸益火之源以消阴翳。因其用药偏于温补，又被称为温补学派的先驱。薛氏著作多为医案，其对理论的论述多体现于医案之中，后世评价极高。

张介宾，字会卿，号景岳，明代人，著有《景岳全书》《质疑录》《类经》等。张介宾治学主张师古而不泥，辨疑而不苟，善于继承，勇于创新，不仅注重中医理论研讨，对临床实践也极为重视，对中医学发展做出了巨大贡献。张氏阐发命门水火理论，认为命门藏先天之水火，为元阴元阳所居之所，五脏功能必赖命门始能发挥正常，故云："命门之水火为十二脏之化源，五脏之阴气非此不能滋，五脏之阳气非此不能发。"认为若命门之元阴元阳亏损，则脏腑阴阳虚损，用左归、右归补命门先天水火。张介宾临证重视辨证，并根据实践经验，首先提出"二纲六变"辨证纲领，即以阴阳为辨证之"纲"，统领表里、寒热、虚实六变，以纲赅目。他将方剂分为补剂、和剂、寒剂、热剂、固剂、因剂、攻剂、散剂八阵，并收采古代名方1516首，编为古方八阵，所创新方186个列入新方八阵，另有妇产、小儿、痘疹、外科等古方922首，均收于《景岳全书》之中。其中左归、右归四方体现了其制方思想。《景岳全书》收录医案多达300余个，涉及临床各科，外感病与内伤病并举，论后附案，以案证论。也收录历代名医许多医案，体现了其兼蓄并收的思想。

赵献可，字养葵，明代人，著有《医贯》《邯郸遗稿》。赵献可阐发命门学说，认为命门位居两肾之中，有位无形，为人身之君主之官，居于十二官之上，实为生命之主宰。赵氏治疗水亏火衰，用六味丸补水以配火，壮水之主以镇阳光，用八味丸于水中补火，益火之源以消阴翳，推广了六味八味的临床应用范围。其谓："命门为十二经之主，肾无此则无以作强而伎巧不出矣，膀胱无此则三焦之气不化而水道不行矣，脾胃无此则不能蒸腐水谷而五味不出矣，肝胆无此则将军无决断而谋虑不出矣，大小肠无此则变化不行而二便闭矣，心无此则神明昏而万事不能应矣。"赵氏认为命门为君火，而先天水火的并居焉。其临床治疗亦特别重视先天水火的治疗。其云："先天水火，原属同宫，火以水为主，水以火为原。故取之阴者，火中求水，其精不竭；取之阳者，水中寻火，其明不息。斯大寒大热之病得以平矣。"《医贯》记载的医案以内科疾病为主，喜用成方，包括六味地黄丸、金匮肾气丸和逍遥散等，还摘录了李杲、戴思恭、薛己、吴茭山等名医的医案。

李中梓，字士材，明末清初人，著有《医宗必读》《内经知要》《删补颐生微论》《雷公炮炙药性解》《本草通玄》《病机沙篆》《诊家正眼》《伤寒括要》《里中医案》等，《本草通玄》《病机沙篆》《诊家正眼》三书合订为《士材三书》。李氏治学主张兼通众家之长，不偏不倚，重视学术交流，常与王肯堂、施笠泽、秦昌遇等切磋岐黄，善于著书立说。李氏重视中医教育，培养了大批人才，其门人有沈朗仲、马元仪、董斖、秦卿胤等35人之多，马元仪又将其学再传于尤在泾。还有侄子李果瑛、李延昰，侄孙李

6

廷芳等也从其学。李氏私淑李杲、薛己，博采众长，重视脾肾，明确提出肾为先天之本，脾为后天之本。临证治疗主张重阳抑阴，偏重于补气补阳，认为"气血俱要，而补气在补血之先；阴阳并需，而养阳在滋阴之上"。其医案专著《里中医案》共收医案 50 多则，不分门类，不立标题，大多为内科杂病疑难治案，长于脉诊和辨证，处方灵活，按语明晰。还有部分医案见于《医宗必读》《删补颐生微论》。

高斗魁，字鼓峰，清代四明人，著有《四明医案》《四明心法》。高氏认为，人以元气为本，病以内因为主，重视脏腑功能失调，尤其着眼于真阴真阳的偏盛偏衰，治疗主张顾护元气、调整水火、扶正祛邪。因为"人之元气有限"，故补不嫌早，攻不嫌迟，用药偏于温补，擅长用八味丸补阳，用六味饮化裁治疗阴虚火旺，创制滋水清肝饮治疗阴虚之郁证。《四明医案》记载有 28 个医案，涉及临床各科，但以内科医案居多，辨病用药思路独特。清代医家杨乘六将《四明医案》收于《医宗己任编》，并于每案后加上精辟按语，与原案相得益彰。

目 录

李 杲

王好古

罗天益

张介宾

高斗魁

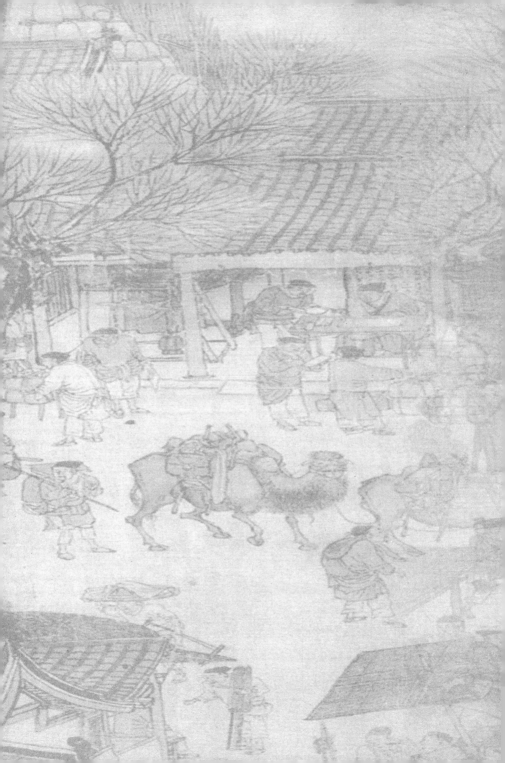

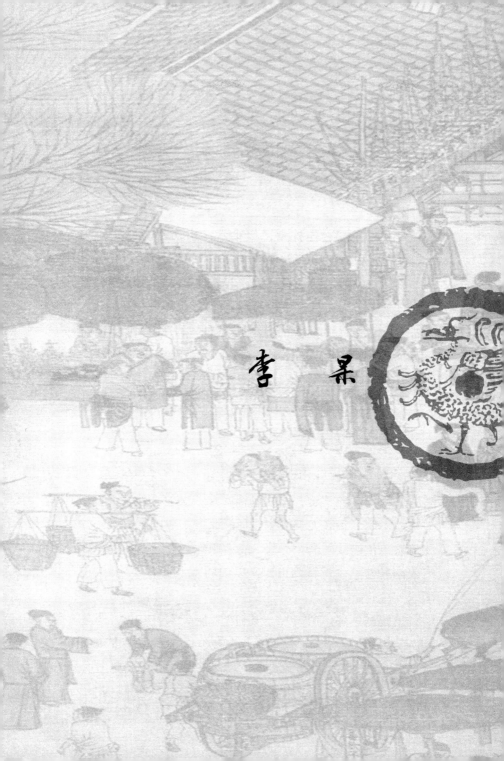

李杲

内科医案

◆ 伤寒

冯内翰叔献之侄栎童，年十六，病伤寒，目赤而烦渴，脉七八至。医以承气汤下之，已煮药，而先师适从外来，冯告之，当用承气。先师切脉，大骇曰：几杀此儿！彼以诸数为热，诸迟为寒，今脉七八至是热极也，殊不知《至真要大论》云：病有脉从而病反者，何也？岐伯曰：脉至而从，按之不鼓，诸阳皆然。此阴盛格阳于外，非热也。速持姜附来，吾以热因寒用之法处治。药味就，而病者爪甲变青，顿服八两，汗寻出而愈。（《东垣试效方·卷九》）

◆ 腹胀

范天骙夫人，先因劳役饮食失节，加之忧思气结，病心腹胀满，且食则不能暮食，两胁刺痛。诊其脉弦而细，至夜浊阴之气当降而不降，膜胀尤甚。大抵阳主运化，饮食劳倦损伤脾胃，阳气不能运化精微，聚而不散，故为胀满。先灸中脘，乃胃之募穴，引胃中生发之气上行阳道，又以前药（木香顺气汤）助之，使浊阴之气自此而降矣。

木香顺气汤：治浊气在上则生膜胀。木香三分，厚朴（姜制）四分，青皮（去白）、陈皮、益智仁、白茯苓（去皮）、泽泻、干生姜、半夏（汤洗）、吴茱萸（汤洗）各二分，当归五分，升麻、柴胡各一分，草豆蔻（面裹，烧去皮）三分，苍术（泔浸）三分，上㕮咀，都作一服，水二大盏，煎至一盏，去滓大温服，食前。忌生冷硬物及怒。

《经》云：留者行之，结者散之。以柴胡、升麻苦平，行少阳、阳明二经，发散清气，运行阳分为君。以生姜、半夏、草豆蔻仁、益智仁辛甘大热，消散中寒为臣。厚朴、木香、苍术、青皮苦辛大温，通顺滞。当归、人参、陈皮辛甘温，调和荣卫，滋养中气。浊阴不降，以苦泄之，吴茱萸苦热，泄之者也。气之薄者，阳中之阴，茯苓甘平，泽泻咸平，气薄，引导浊阴之气自天而下，故以为佐。气味相合，散之、泄之、上之、下之，使清浊之气各安其位也。（《医学发明·卷四》）

◆ **泄泻**

予病脾胃久衰，视听半失，此阴盛乘阳，加之气短精神不足，此由弦脉令虚，多言之过，皆阳气衰弱，不得舒伸，伏匿于阴中耳。

癸卯岁六七月间，淫雨阴寒，逾月不止，时人多病泄利，湿多成五泄故也。一日予体重肢节疼痛，大便泄并下者三，而小便闭塞。思其治法，按《内经·标本论》：大小便不利，无问标本，先利大小便。又云：在下者，引而竭之。亦是先利小便也。又云：诸泄利，小便不利，先分利之。又云：治湿不利小便，非其治也。皆当利其小便，必用淡味渗泻之剂以利之，是其法也。噫！圣人之法，虽布在方册，其不尽者，可以求责耳。

今客邪寒湿之淫，从外而入里，以暴加之，若从以上法度，用淡渗之剂以除之，病虽即已，是降之又降，是复益其阴而重竭其阳气矣，是阳气愈削而精神愈短矣，是阴重强而阳重衰矣，反助其邪之谓也，故必用升阳风药即差。以羌活、独活、柴胡、升麻各一钱，防风根截半钱，炙甘草根截半钱，同㕮咀，水四中盏，煎至一盏，去租，稍热服。大法云：湿寒之胜，助风以平之。又曰：下者举之，得阳气升腾而去矣。又法云：客者除之，是因曲而为之直也。夫圣人之法，可以类推，举一而知百病者也。若不达升降浮沉之理，而一概施治，其愈者幸也。（《脾胃论·卷下》）

◆ **痢疾**

癸卯岁冬十月，小雪薄冰，天冷应时，白枢判家一老仆，面尘脱色，神气特弱，病脱肛日久，服药未验，近日复下赤白，脓痢作，里急后重，白多赤少，不任其苦。先师料曰：此非肉食膏粱，必多蔬食，或饮食不节，天气应时，衣盖犹薄，寒侵形体，乃寒滑气泄不固，故形下脱也。当以涩去其脱而除其滑，微酸之质固气上收，去其下脱，以大热之剂除寒补阳，以补气之药升阳益气，是的对其证。

诃子皮散：治肠胃虚寒泄泻，水谷不化，肠鸣腹痛，脱肛，或作脓血，日夜无度。粟壳（去蒂盖，蜜炒）半钱，诃子（去核，煨）七分，干姜（炮）六分，橘皮半钱。

《本草十剂》云，涩可去脱，以粟壳之酸微涩，上收固气去脱，主用为君也；以诃子皮之微酸，上收固血，治其形脱；橘皮微苦温，益真气升阳为之使；以干姜大辛热之剂除寒，为臣。

上件为细末，分作二服，每服水二盏，煎至一盏，和滓热服，空心再服全愈。（《东垣试效方·卷七》）

◆ **黄疸**

戊申春，一妇人，六十岁。病振寒战栗，太阳寒水客也；呵欠、嚏喷，足少阳溢也；口亡津液，足阳明不足也；心下急痛而痞，手少阴受寒也，故急痛；足太阴血滞为痞；身热近火，热在皮表，寒在骨髓，亦有拒寒战栗也，脐下恶寒，丹田有寒也；浑身黄而白睛黄，寒湿也，以余证之，知其寒也；溺黄赤而黑、频数，寒湿胜也；自病来，身重如山，便着床枕，至阴湿盛也。其脉诊得左右关并尺命门中得弦而急，极细，杂之以洪而极缓。弦急为寒，加之以细，细者北方寒水；杂以缓甚者，湿胜出黄色也；又洪大者，心火受制也。左尺按之至骨，举指来实者，壬癸俱旺也。六脉按之俱空虚，下焦无阳也。先以轻剂去其中焦寒湿，兼退其洪大脉，理中汤加茯苓是也。

理中茯苓汤：白术、干姜、炙甘草、人参、茯苓除寒湿，各三钱，上件为细末，每服秤二钱，水一盏半，煎至一盏，冰之令寒服之，谓之热因寒用。其寒以对足太阳之假热也，以干姜之辛热以泻真寒也，故曰真对真、假对假。若不愈，当以术附汤冰之令寒，以补下焦元气也。（《东垣试效方·卷四》）

戊申六月初，枢判白文举年六十二，素有脾胃虚损病，目疾时作，身面目睛俱黄，小便或黄或白，大便不调，饮食减少，气短上气，怠惰嗜卧，四肢不收。至六月中，目疾复作，医以泻肝散下数行，而前疾增剧。予谓大黄、牵牛虽除湿热，而不能走经络，下咽不入肝经，先入胃中。大黄苦寒，重虚其胃，牵牛其味至辛能泻气，重虚肺本。嗽大作，盖标实不去，本虚愈甚，加之适当暑雨之际，素有黄证之人，所以增剧也。此当于脾胃肺之本脏，泻外经中之湿热，制清神益气汤主之而愈。

清神益气汤：茯苓、升麻以上各三分，泽泻、苍术、防风以上各三分，生姜五分，此药能走经，除湿热而不守，故不泻本脏，补肺与脾胃本中气之虚弱。青皮一分，橘皮、生甘草、白芍药、白术以上各二分，人参五分，此药皆能守本而不走经，不走经者不滋经络中邪，守者能补脏之元气。黄柏一分，麦门冬、人参以上各二分，五味子三分，此药去时令浮热湿蒸。上件剉如麻豆大，都作一服，水二盏，煎至一盏，去粗，稍热空心服。

火炽之极，金伏之际，而寒水绝体，于此时也，故急救之以生脉散，除其湿热，以恶其太甚。肺欲收，心苦缓，皆酸以收之，心火盛则甘以泻之，故人参之甘，佐以五味子之酸。孙思邈云：夏月常服五味子，以补五脏气是也。麦门冬之微苦寒，能滋水之源于金之位而清肃肺气，又能除火刑金之嗽而敛其痰邪。复微加黄柏之苦寒，以为守位，滋水之流，以镇坠其浮气而除两足之痿弱也。（《脾胃论·卷下》）

◆ 头痛

范天骈之内，素有脾胃之证，时显烦躁，胸中不利，大便不通。初冬出外而晚归，为寒气怫郁，闷乱大作，火不得伸故也。医疑有热，治以疏风丸，大便行，病不减。又疑药力小，复加七八十丸，下两行，前证仍不减，复添吐逆。食不能停，痰唾稠黏，涌出不止，眼黑头旋，恶心烦闷，气短促上喘，无力，不欲言，心神颠倒，兀兀不止，目不敢开，如在风云中，头苦痛如裂，身重如山，四肢厥冷，不得安卧。余谓前证乃胃气已损，复下两次，则重虚其胃，而痰厥头痛作矣。制半夏白术天麻汤主之而愈。

半夏白术天麻汤：黄柏二分，干姜三分，天麻、苍术、白茯苓、黄芪、泽泻、人参各五分，白术、炒曲各一钱，半夏（汤洗七次）、大麦蘖面、橘皮各一钱五分，上件咬咀，每服半两，水二盏，煎至一盏，去粗，带热服，食前。

此头痛苦甚，谓之足太阴痰厥头痛，非半夏不能疗，眼黑头旋，风虚内作，非天麻不能除，其苗为定风草，独不为风所动也。黄芪甘温泻火补元气，人参甘温泻火补中益气，二术俱甘苦温，除湿补中益气，泽、苓利小便导湿，橘皮苦温益气调中升阳，曲消实，荡胃中滞气，大麦蘖面宽中助胃气，干姜辛热以涤中寒，黄柏大苦寒酒洗以主冬天少火在泉发躁也。（《脾胃论·卷下》）

昔有人年少时气弱，常于气海、三里灸之，节次约五七十壮。至年老添热厥头痛，虽冬天大寒，犹喜寒风，其头痛则愈，微来暖处，或见烟火，其痛复作，五七年不愈，皆灸之过也。

清上泻火汤：荆芥穗、川芎各二分，蔓荆子、当归、苍术各三分，酒黄连、生地黄、藁本、甘草各五分，升麻、防风各七分，酒黄柏、炙甘草、黄芪各一钱，酒黄芩、酒知母各一钱五分，羌活三钱，柴胡五钱，细辛少许，红花少许，上锉如麻豆大，分作二服，每服水二盏，煎至一盏，去粗，稍热服，食后。

补气汤：服前药之后服此药。柴胡二分，升麻三分，黄芪八分，当归二钱，炙甘草四钱，红花少许，切碎，作二服，水二盏，煎至一盏，去粗，稍热服，食后。（《兰室秘藏·卷中》）

◆ 中风

陕帅郭巨济，病偏枯二指，着足底不能伸，迎先师（指罗天益老师李杲，编者注）于京治之。至，则以长针刺委中，深至骨而不知痛，出血一二升，其色如墨，又且缪刺之。如此者六七，服药三月，病良愈。（《东垣试效方·卷九》）

戊申春，节使赵君，年几七旬，病身体热麻，股膝无力，饮食有汗，妄喜笑，善饥，痰涎不利，舌强难言，声嘎不鸣，求治于先师。诊得左寸脉洪大而有力，是邪热客于经络之中也。两臂外有数瘢，遂问其故，对以燃香所致。先师曰：君之病皆由此也。夫人之十二经，灌溉通身，终而复始。盖手之三阳，从手表上行于头，加之以火邪，阳并于阳，势甚炽焉，故邪热妄行，流散于周身而为热麻。《黄帝针经·四卷·口问第一》：胃热则虫动，虫动则廉泉开，故涎下；热伤元气，而为沉重无力；饮食入胃，慓悍之气不循常度，故多汗；心火盛，则妄喜笑；脾胃热，则消谷善饥；肺金衰，则声嘎不鸣。仲景云，微数之脉，慎不可灸，焦骨伤筋，血难复也。君奉养以膏粱之味，无故而加以火燔之毒，热伤经络而为此病明矣。《内经》云：热淫所胜，治以苦寒，佐以苦甘，以甘泻之，以酸收之。当以黄柏、知母之苦寒为君，以泻火邪，壮筋骨，乃肾欲坚，急食苦以坚之；黄芪、生甘草之甘寒，泻热实表；五味子酸，止汗，补肺气之不足，以为臣；炙甘草、当归之甘辛，和血润燥；升麻、柴胡之苦平，行少阳阳明二经，自地升天，以苦发之者也，以为臣佐。㕮咀，同煎，取清汁服之。更缪刺四肢，以泻诸阳之本，使十二经相接而泻火邪，不旬日良愈。遂名其方清神补气汤。

清神补气汤：苍术四钱，藁本二钱，升麻六钱，柴胡三钱，五味子一钱半，黄柏三钱，酒知母二钱，陈皮一钱半，黄芪三钱，生甘草二钱，当归二钱，上件剉，如麻豆大，每服秤五钱，水五盏，煎至一盏，去滓，空心，候大小便，觉饥时服之，待少食，以美膳压之。（《东垣试效方·卷九》）

◆ 关格

予昔寓长安，有王善夫病小便不通，渐成中满，腹大坚硬如石，壅塞之极，脚腿坚胀破裂出黄水，双睛凸出，昼夜不得眠，饮食不下，痛苦不可名状。其亲戚辈求治。病人始病不渴，近添呕哕，所服治中满、利小便之药甚多。细思《素问》云：无阳者，阴无以生；无阴者，阳无以化。膀胱，津液之府，气化乃能出矣。

此病小便癃闭，是无阴，阳气不化者也。凡利小便之药，皆淡味渗泄为阳，止是气药，谓禀西方燥金之化，自天降地，是阳中之阴，非北方寒水，阴中之阴所化者也。此盖奉养太过，膏粱积热，损北方之阴，肾水不足。膀胱，肾之室，久而干涸，小便不化，火又逆上而为呕哕，非膈上所生也，独为关，非格病也。洁古曰：热在下焦，填塞不便，是治关格之法。今病者，内关外格之证悉具，死在旦夕，但治下焦乃可愈。遂处以禀北方之寒水所化大苦寒气味者，黄柏、知母各二两，酒洗之，以肉桂为之饮用，所谓寒因热用者也。同为极细末，煎熟水为丸，如桐子大，焙干，空腹令以沸汤下二百丸。少时来报，药服须臾，如刀刺前阴火烧之痛，溺如爆泉涌出，卧具尽湿，床下成流，顾盼之间，肿胀消散，故因记之。

或曰：防己之性若何？曰：防己大苦寒，能泄血中之湿热，通血中之滞塞，补阴泻阳，助秋冬泻春夏药也。比之于人，则险而健者也。险健之小人，幸灾乐祸，遇风尘之警，则首为乱阶，然而见善亦喜，逢恶亦怒，如善用之，亦可以敌凶爆之人，保险固之地。此瞑眩之药，圣人有所存而不废耳。大抵闻其真则可恶，下咽则令人身心为之烦乱，饮食为之减少。至于十二经有湿热，壅塞不通，及治下疰脚气，除膀胱积热而庇其基本，非此药不可。真行经之仙药，无可代之者。复有不可用者数事：若遇饮食劳倦，阴虚生内热，元气、谷气已亏之病，以防己泄大便则重亡其血，此不可用一也；如人大渴引饮，是热在上焦肺经气分，宜淡渗之，此不可用二也；若人久病，津液不行，上焦虚渴，宜补以人参、葛根之甘温，用苦寒之剂则速危，此不可用三也。若下焦有湿热，流入十二经，致二阴不通，然后可审而用之耳。（《医学发明·卷二》）

【注】本案所用方名为滋肾丸。

◆ **血证**

戊申有一贫士，七月中脾胃虚弱，气促憔悴，因与人参芍药汤。

人参芍药汤：麦门冬二分，当归、人参各三分，炙甘草、白芍药、黄芪各一钱，五味子五个，上件㕮咀，分作二服，每服用水二盏，煎至一盏，去渣，稍热服。

既愈，继而冬居旷室，卧热炕而吐血数次。予谓此人久虚弱，附脐有形，而有大热在内，上气不足，阳气外虚，当补表之阳气，泻里之虚热。冬居旷室，衣服复单薄，是重虚其阳。表有大寒，壅遏里热，火邪不得舒伸，故血出于口。因思仲景太阳伤寒，当以麻黄汤发汗，而不与之，遂成衄血，却与之立愈，与此甚同。因与麻黄人参芍药汤。

麻黄人参芍药汤：人参（益三焦元气不足而实其表）、麦门冬以上各三分，桂枝（以补表虚）、当归身（和血养血）各五分，麻黄（去其外寒）、炙甘草（初其脾）、白芍药、黄芪各一钱，五味子二个（安其肺气），上件㕮咀，切碎作一服，水三盏，煮麻黄一味，令沸去沫，至二盏，入余药同煎至一盏，去渣，热服，临卧。（《脾胃论·卷下》）

◆ **消渴**

顺德安抚张耘夫，年四十五岁，病消渴，舌上赤裂，饮水无度，小便数多。先师以此药（生津甘露饮，编者注）治之，旬日良愈。古人云：消渴多传疮疡，以成不救之疾。既效，亦不传疮疡，享年七十五岁，终。

生津苦露饮：治膈消大渴，饮水无度，舌上赤涩，上下齿皆麻，舌根强硬肿痛，食不下，腹时胀满疼痛，浑身色黄，目白睛黄，甚则四肢瘦弱无力，面尘脱色，胁下急痛，善嚏善怒，健忘，臀肉腰背疼寒，两足冷甚。人参、栀子、炙甘草、酒洗知母、姜黄、升麻各二钱，白芷、白豆蔻、荜澄茄、甘草各一钱，白葵、兰香、当归、麦门冬各半钱，黄柏（酒拌）、石膏各二钱半（一方石膏用一两一钱，连翘一钱），杏仁一钱半，木香、黄连、柴胡各三分，桔梗三钱，全蝎一个，藿香二分，上为末，汤浸蒸饼和成剂，捻作饼子，晒半干，杵筛如米大，食后每服二钱，抄在掌内，以舌舐之，随津咽下，或白汤少许送亦可。此治制之缓也，不惟不成中满，亦不传疮疡下消矣。

论曰：消之为病，燥热之气盛也。《内经》云：热淫所胜，佐以甘苦，以甘泻之。热则伤气，气伤则无润，折热补气，非甘寒之剂不能，故以石膏、甘草之甘寒为君。启玄子云，滋水之源，以镇阳光。故以黄连、黄柏、栀子、知母之苦寒泻热补水为臣；以当归、麦门冬、杏仁、全蝎、连翘、白芷、白葵、兰香甘辛寒，和血燥润为佐；以升麻、柴胡苦平，行阳明少阳二经；白豆蔻、木香、藿香、荜澄茄反佐以取之；因用桔梗为舟楫，使浮而不下也。东垣先生尝谓予曰：洁古老人有云，能食而渴者，白虎倍加人参，大作汤剂多服之，不能食而渴者，钱氏白术散，倍加葛根，大作汤剂广服之。（《卫生宝鉴·卷十二》）

◆ 腰痛

丁未冬，曹通甫自河南来，有役人小翟，露宿寒湿之地，腰痛不能转侧，两胁搐急作痛，已经月余不愈矣。《腰痛论》中说，皆为足太阳、足少阴血络中有凝血作痛，间有一二证，属少阳胆经外络脉病，皆去血络之凝乃愈。其《内经》有云：冬三月禁，不得用针，只宜服药，通其经络，破其血络中败血，以此药（川芎肉桂汤，编者注）主之。

川芎肉桂汤：酒汉防己、防风各三分，炒神曲、独活各五分，川芎、柴胡、肉桂、当归、炙甘草、苍术各一钱，羌活一钱五分，桃仁五个（去皮尖，研如泥），上㕮咀，都作一服，好酒三大盏，煎至一大盏，去渣，稍热食远服。（《兰室秘藏·卷中》）

◆ 痿证

十月二十日，严霜作时，有一妇人，病四肢无力。痿厥，湿热在下焦也；醋心者，浊气不降，欲为满也；合目麻木作者，阳道不行也；恶风寒者，上焦之分，皮肤中气不行也；开目不麻者，助阳道行，故阴寒之气少退也；头目眩运，风气下陷于血分，不得伸越而作也，近火则有之。

冲和补气汤：羌活七分，独活三分，柴胡二分，人参一钱，甘草（炙）半钱，白芍药三钱，黄芪二钱，白术一钱，苍术二钱，橘皮二钱，黄柏三分，黄连一分，泽泻一钱，猪苓一钱，曲二分，木香二分，草豆蔻二分，麻黄（不去节）二分，升麻半钱，当归身三分，上件分作二服，每服水二盏，煎至一盏，去滓，稍热服，食远，神效。（《东垣试效方·卷九》）

中书粘合公，年三十三岁，病脚膝痿弱，脐下、尻臀皆冷，阴汗臊臭，精滑不固。省医黄道宁主以鹿茸丸，十旬不减，至戊申春具录前证，始求于先师（罗天益的老师李杲，编者注）。先师遂诊其脉，沉数而有力，乃曰：公饮醇酒以膏粱，滋火于内，逼阴于外，医见其证，盖不知阳强阴不能密，以致肤革冷而溢泄，以为内实有寒，投以热剂，欲泻其阴而补真阳，真所谓实实虚虚也。其不增剧者为幸矣，复何获效欤？即处以滋肾丸，大苦寒之剂制之以急。寒因热用，引入下焦，适其病所，泻命门相火之胜，再服而愈。公以厚礼，更求前药，先师固辞，竟以不受。或问曰：物不受义也，药既大验，不复与何也？曰：夫大寒大热之药，非久服者，唯从权可也。今公之疾，相火炽盛以乘阴位，故用此大寒之剂，以泻相火而助真阴，阴既复其位，皮表之寒自消矣。《内经》云：阴平阳秘，精神乃治。如过用之，则故病未已，新病复起矣，此予之意也。(《东垣试效方·卷九》)

◆ **挛急**

灵寿县董监军，癸卯冬大雪时，因事到真定。忽觉有风气暴至，诊候得六脉俱弦甚，按之洪实有力，其证手挛急，大便秘涩，面赤热，此风寒始至加于身也。四肢者，脾也，以风寒之邪伤之，则搐急而挛痹，乃风淫末疾而寒在外也。《内经》曰：寒则筋挛，正谓此也。本人素饮酒，内有实热乘于肠胃之间，故大便秘涩而面赤热，内则手足阳明受邪，外则足太阴脾经受风寒之邪。用桂枝、甘草以却其寒邪而缓其急搐；又以黄柏之苦寒以泻实而润燥，急救肾水；用升麻、葛根以升阳气，行手足阳明之经，不令遏绝；更以桂枝辛热入手阳明之经为引用，润燥；复以芍药、甘草专补脾气，使不受风寒之邪而退木邪，专益肺金也；加人参以补元气，为之辅佐；加当归身去里急而和血润燥。此药（活血通经汤，编者注）主之。

芍药五分，升麻、葛根、人参、当归、炙甘草各一钱，酒黄柏、桂枝各二钱，剉如麻豆大，都作一服，水二大盏，煎至一盏，热服，不拘时。令暖房中近火，摩搓其手。(《兰室秘藏·卷下》)

◆ 麻木

李正臣夫人病，诊得六脉俱中得，弦洪缓相合，按之无力。弦在上，是风热下陷入阴中，阳道不行。其证闭目则浑身麻木，昼减而夜甚，觉而开目，则麻木渐退，久则绝止，常开其目，此证不作。惧其麻木，不敢合眼，致不得眠。身体皆重，时有痰嗽，觉胸中常似有痰而不利，时烦躁，气短促而喘，肌肤充盛，饮食不减，大小便如常，惟畏其麻木，不敢合眼为最苦。观其色脉，形病相应而不逆。《内经》曰：阳盛瞋目而动，轻；阴病闭目而静，重。又云：诸脉皆属于目。《灵枢经》云：开目则阳道行，阳气遍布周身，闭目则阳道闭而不行，如昼夜之分。知其阳衰而阴旺也。且麻木为风，三尺之童皆以为然，细校之则有区别耳。久坐而起，亦有麻木，为如绳缚之久，释之觉麻作而不敢动，良久则自已。以此验之，非有风邪，乃气不行。主治之，当补其肺中之气，则麻木自去矣。如经脉中阴火乘其阳分，火动于中为麻木也，当兼去其阴火则愈矣。时痰嗽者，秋凉在外在上而作也，当以温剂实其皮毛。身重脉缓者，湿气伏匿而作也，时见躁作，当升阳助气益血，微泻阴火与湿，通行经脉，调其阴阳则已矣。非五脏六腑之本有邪也。此药主之。

补气升阳和中汤：生甘草（去肾热）、酒黄柏（泻火除湿）、白茯苓（除湿导火）、泽泻（除湿导火）、升麻（行阳助经）、柴胡以上各一钱，苍术（除湿补中）、草豆蔻仁（益阳退外寒）以上各一钱五分，芍药、人参以上各三钱，橘皮、当归身、白术以上各二钱，佛耳草、炙甘草以上各四钱，黄芪五钱，上㕮咀，每服五钱，水二盏，煎至一盏，去粗，食远服之。（《兰室秘藏·卷中》）

商人杜彦达，五月间，两手指麻木，四肢困倦，怠惰嗜卧，乃热伤元气也，以人参益气汤主之。

人参益气汤：黄芪八钱，生甘草半钱，甘草（炙）二钱，人参半两，升麻二钱，白芍药三钱，五味子一百四十个，柴胡二钱半，切碎，分作四服，每服水二盏，煎至一盏，去滓，稍热服，食远，神效。（《东垣试效方·卷九》）

妇科医案

◆ 闭经

裴泽之之夫人，病寒热而月事不至者数年矣，已加喘嗽，医者率以蛤蚧、桂、附等投之。曰：不然。夫人病，阴为阳所搏，温剂太过，故无益而反害，投以凉血和血之药，则经行矣。已而果然。（《东垣试效方·卷四》）

◆ 痛经

一妇人，年三十岁，临经预先腰脐痛，甚则腹中亦痛，经缩两三日。

柴胡丁香汤：柴胡一钱半，羌活一钱，丁香四分，全蝎一个，防风、当归身各一钱，生地黄二分，都作一服，水四盏，煎至一盏，去滓，稍热服，食前。（《东垣试效方·卷四》）

◆ 崩漏

丁未仲冬，郭大方说，其妻经水暴崩不止，先曾损身失血，自后一次缩十日而来，今次不止。其人心窄，性急多惊，以予料之，必因心气不足、饮食失节得之。大方曰：无。到彼诊得掌中寒，脉沉细而缓，间而沉数，九窍微有不利，四肢无力，上喘气短促，口鼻气皆不调，果有心气不足、脾胃虚损之证。胃脘当心而痛，左胁下缩急有积，当脐有动气，腹中鸣下气，大便难，诸虚证极多，不能尽录。拟先治其本，余证可以皆去。与安心定志，镇坠其惊，调和脾胃，益元气，补血脉，养其神，以大热之剂去其冬寒。寒凝在皮肤内，少加生地黄去命门相火，不令四肢痿弱。黄芪当归人参汤主之。

黄芪当归人参汤：黄芪一钱，当归身一钱半，人参一钱，草豆蔻仁六分，炒曲半钱，黄连一分，生地黄三分，陈皮半钱，麻黄（不去节）一钱，杏仁五个（研），桂枝半钱，上㕮咀，分作二服，每服水二大盏半，煎麻黄令沸，去沫，煎至二盏，入诸药，同煎至一大盏，于巳午时之间，食消尽服之，一服立止。（《东垣试效方·卷四》）

一妇人经候凝结，黑血成块，左厢有血瘕，水泄不止，谷有时不化，后血块暴下，并水俱作，是前后二阴有形血脱竭于下。既久，经候犹不调，水泄日见三两行，食罢烦心，饮食减少，甚至瘦弱。东垣老人曰：夫圣人治病，必本四时升降浮沉之理，权变之宜，必先岁气，无伐天和，无胜无虚，遗人夭殃。无致邪，无失正，绝人长命。故仲景云：阳盛阴虚，下之则愈，汗之则死；阴盛阳虚，汗之即愈，下之即死。大抵圣人立法，且如升阳或发散之剂，是助春夏之阳气，令其上升，乃泻秋冬收藏殒杀寒凉之气。此病是也，当用此法治之，升降浮沉之至理也，天地之气以升降浮沉，乃从四时，如治病，不可逆之。故经云：顺天则昌，逆天则亡，可不畏哉！夫人之身亦有四时，天地之气不可止认在外，人亦体同天地也。今经漏不止，是前阴之气血已脱下矣，水泄又数年，是后阴之气血下陷以脱矣。后阴者，主有形之物也，前阴者，精气之户。下竭，是病人周身之血气常行秋冬之令，阴主杀，此等收藏之病是也。阳生阴长，春夏是也。在人之身，令气升浮者，谷气上行是也。既病，人周身血气皆不生长，谷气又不胜，其肌肉消少，是两仪之气俱将绝矣。既下元二阴俱脱，血

17

气将竭，假令当是热证，今下焦久脱，化为寒矣。此病久沉久降，寒湿大胜，当急救之。泻寒以热，除湿以燥，大升大举，以助生长，补养气血，不致偏竭。圣人立治之法，既湿气大胜，以所胜治之，助甲风木上升是也。故经云：风胜湿，是以所胜平之也。当先调和胃气，次用白术之类，以燥其湿而滋元气。如其不止，后用风药以胜湿，此便是大举大升，以助春夏二湿之久陷下之至治也。

益胃升阳汤：血脱益气，古圣人之法也。先补胃气，以助生发之气，故曰阳生阴长。诸甘药为之先务，举世皆以为补，殊不知甘能生血，此阳生阴长之理也。故先理胃气，人之身内胃气为宝。柴胡、升麻以上各五分，炙甘草、当归身（酒洗）、陈皮以上各一钱，人参（去芦，有嗽去之）、炒神曲以上各一钱五分，黄芪二钱，白术三钱，生黄芩少许，上㕮咀，每服二钱，水二大盏，煎至一盏，去粗，稍热服。如腹中痛，每服加白芍药三分，中桂少许。如渴或口干，加葛根二分，不拘时候。（《兰室秘藏·卷中》）

宜德侯经历之家人，病崩漏，医莫能效。切脉，且以纸疏其证，至四十余种，为药（调经升阳除湿汤，编者注）疗之，明日而二十四证减，前后五六日，良愈。侯厚谢而去。凡治设施，皆此类也。

调经升阳除湿汤：治女子漏下恶血，月事不调，或暴崩不止，多下水浆之物，皆由饮食失节，或劳伤形体，或素有心气不足，因饮食劳倦，致令心火乘脾。其人必怠惰嗜卧，四肢不收，困倦乏力，无气以动，气短上气，逆急上冲，其脉缓而弦，急按之洪大，皆中指下得之，脾土受邪也。脾主滋荣周身者也，心主血，血主脉，二者受邪，病皆在脉。脉者，血之府也；脉者，人之神也。心不主令，包络代之，故曰心之脉主属心系。心系者，包络、命门之脉。至月事，因脾胃虚而心包乘之，故漏下月水不调也。况脾胃为血气阴阳根蒂，当除湿去热，益风气上伸以胜其湿。又云，火郁则发之。

柴胡、羌活各半钱，防风一钱，蔓荆子七分，独活半钱，苍术一钱半，甘草（炙）一钱，升麻一钱，藁本一钱，当归酒（制）半钱，黄芪一钱半，切碎如麻豆大，勿令作末，都作一服，以洁净新汲水五大盏，煎至一盏，去滓，空心腹中无宿食，热服之，待少时，以早饭压之，可一服而已。如灸足太阴脾经中血海穴二七或三七壮，立已。

此药乃从权之法，用风胜湿，为胃下陷而气迫于下，以救其血之暴崩也。并血恶之物住后，必须黄芪、人参、当归之类数服以补之，于补气升阳汤中加以和血药便是也。若经血恶物下之不绝，尤宜究其根源，治其本经，只益脾胃，退心火之亢，乃治其根蒂也。若遇夏月白带下，脱漏不止，宜用此汤，一服立止。（《东垣试效方·卷四》）

◆ 带下病

白文举正室，白带常漏久矣，诸药不效。诊得心包尺脉微，其白带下流不止。叔和云：崩中日久为白带，滑下多时骨木枯。言崩中者，始病血崩，久则血少，复亡其阳。故白滑之物下流不止，是本经血海将枯，津液复亡，枯干不能滋养筋骨。以本部行经药为引用，为使；以大辛甘油腻之药润其枯燥而滋津液；以大辛热之气味药补其阳道，生其血脉；以苦寒之药泄其肺而救上；热伤气，以人参补之，以微苦温之药为佐而益元气。名之曰补经固真汤。

补经固真汤：柴胡、炙甘草各一钱，干姜细末二钱，橘皮半

19

钱，人参二钱，郁李仁一钱（研如泥），白葵花（去萼）四分，生黄芩一钱（另入），上件除黄芩外，以水三盏，煎至一盏七分，再入生黄芩同煎至一盏，去滓，空心，无宿食滞，热服，少时以早膳压之。（《东垣试效方·卷四》）

◆ **妊娠胃痛**

一妇人，重身五六月，冬至日，因祭祀而哭恸，口吸风寒，忽病心痛而不可忍，浑身冷，气欲绝，求治于师。料之曰：此乃客寒犯胃，故胃脘当心而痛，急与麻黄、草豆蔻、半夏、干生姜、炙甘草、益智仁之类治之。或曰：半夏有小毒，重身妇人服之可乎？师曰：可。或曰：不可，而用之何如？师曰：乃有故而用也。故麻黄、半夏、生姜之辛热以散风寒尚不能收全功，何暇损胎乎！《内经》云：妇人重身，毒之何如？岐伯曰：有故无殒，故无殒也。大积大聚，其可犯也，衰其大半而止，过则死矣。投之，病良愈，而胎亦无损。（《东垣试效方·卷四》）

儿科医案

◆ 惊风

时初冬，一小儿二岁，大寒证，明堂青脉，额上青黑，脑后青络高起，舌上白滑，喉鸣而喘，大便微青，耳尖冷，目中常常泪下，仍多眵，胸中不利，卧而多惊，无搐则寒。

补阳汤：黄柏、橘皮、葛根、连翘、蝎梢、炙甘草以上各一分，升麻、黄芪、柴胡以上各二分，当归身、麻黄以上各三分，吴茱萸、生地黄、地龙以上各五分，上吹咀，都作一服，水一大盏半，煎至六分，去粗，乳食后热服。

服药之后，添喜笑，精神出，气和顺，乳食旺。(《兰室秘藏·卷下》)

外科医案

◆ 疮疡

泰和二年，先师（罗天益老师李杲，编者注）以进纳监济源税。时四月，民多疫疠，初觉憎寒体重，次传头面肿盛，目不能开，上喘，咽喉不利，舌干口燥，俗云大头天行。亲戚不相访问，如染之，多不救。张县承侄亦得此病，至五六日，医以承气加蓝根下之，稍缓。翌日，其病如故，下之又缓，终莫能愈，渐至危笃。或曰：李明之存心于医，可请治之。遂命诊视，具说其由。先师曰：夫身半以上，天之气也；身半以下，地之气也。此邪热客于心肺之间，上攻头目而为肿盛，以承气下之，泻胃中之实热，是诛罚无过，殊不知适其所至为故。遂处方，用黄芩、黄连苦寒，泻心肺间热，以为君；橘红苦平，玄参苦寒，生甘草甘寒，泻火补气，以为臣；连翘、黍黏子、薄荷叶苦辛平，板蓝根味苦寒，马勃、白僵蚕味苦平，散肿消毒定喘，以为佐；新升麻、柴胡苦平，行少阳阳明二经不得伸；桔梗味辛温，为舟楫，不令下行。共为细末，半用汤调，时时服之，半蜜为丸，噙化之，服尽良愈。因叹曰：往者不可追，来者犹可及。凡他所有病者，皆书方以贴之，全活甚众，时人皆曰，此方天人所制，遂刊于石，以传永久。

普济消毒饮子：黄芩、黄连各半两（君），人参三钱，橘红去白（臣），玄参、生甘草各二钱（臣），连翘、黍黏子、板蓝根、马勃各一钱，白僵蚕（炒）七分，升麻七分，柴胡二钱，桔梗二钱，上件为细末，服饵如前法。或加防风、薄荷、川芎、当归身，㕮咀，如麻豆大，每服秤五钱，水二盏，煎至一盏，去滓，稍热，时时服之。食后如大便硬，加酒煨大黄一钱或二钱以利之。肿势甚者宜砭刺之。（《东垣试效方·卷九》）

戊申岁，以饮酒太过，脉候沉数，九月十七日至真定，脑之下项之上出小疮，不痛不痒，谓是白疮，漫不加省。是夜宿睡善甫家，二日后觉微痛，见国医李公明之，不知问，凡三见之，终不为以为言。又二日，脑项麻木，肿势外散，热毒燃发，且闻此府刘帅者，近以脑疽物故，便疑之。三日间，痛大作，夜不复得寐。二十二日，请镇之疡医，遂处五香连翘。明日再往，又请同门一医共视之，云：此疽也。然而不可速疗，十八日得脓，俟脓出用药，或砭刺，三月乃可平，四月如故。予记医经，凡疮见脓，九死一生，果如二子言，则当有束手待毙之悔矣！乃诣姨兄韩参谋彦俊家，请明之诊视。明之见疮，谈笑如平时，且谓予言：疮故恶，子当恃我，无忧恐尔。膏粱之变，不当投五香，五香已无及，且疽已八日，当先用火攻之策，然后用药。午后以大艾炷如枣核许者攻之，至百壮，乃痛觉。次为处方，云是足太阳膀胱之经，其病逆，当反治。脉中得弦紧，按之洪大而数，又且有力，必当伏其所主，而先其所因，以其始则同，其终则异。可使破积，可使溃坚，可使气和，可使必已。必先岁气，勿伐天和。以时言之，可收不可汗，经与病禁下，法当结者散之，咸以软之，然寒受邪而禁咸。诸苦寒为君、为用，甘寒为佐，酒热为引用、为使，以辛温和血，大辛以解结为臣。三辛三甘，益元气而和血脉，淡渗以导酒湿，扶持秋冬以益气泻火。以入本经之药和血，且为引用，既以通经，以为主用。君以黄芩、黄连、黄柏、生地黄、知母（酒制之），本经羌活、独活、防风、藁本、防己、当归、连翘以解结；黄芪、人参、甘草配诸苦寒者三之一，多则滋营气补土也。生甘草泻肾之火，补下焦元气；人参、橘皮以补胃气；苏木、当归尾去恶血；生地黄、当归身补血；酒制汉防己除膀胱留热；泽泻助秋，去酒之湿热；凡此诸药，必得桔梗为舟楫乃不下沉。投剂之后，疽当不痛不拆，精气大旺，饮啖进，形体健。予如言服之，药后投床大鼾，日出乃寤，以手扪疮，肿减七八。予疑疮透喉，遽邀明之视之。明之惊喜曰：疮平矣。屈指记日，不五七日作痂子，可出门矣。如是三日，忽有霄寐之变，予惧其为死候，甚忧之，而无可告语之者，适明之入门，戏谓予曰：子服药后有三验，而不以相告，何也？乃历数云：子三二日来健啖否乎？曰：然。又问：子脚膝旧弱，今行步有力否乎？曰：然。又问：子昨宵梦有霄寐之变，何不自言？予为之一笑，终不以此变告之也。二十九日，疮痛全失，去灸瘢，脓出寻作痂。初，镇人见刘帅病疽之苦，言及者皆为悲惨，闻予复病此疮，亲旧相念者，皆举手加额，以早安为祷。十月十七日，明之邀往其家，乘马过市，人见之，有为之失喜者。盖始于投剂，至疮痂敛，却十四日而已。予往，在聊城见明之治梁县杨飞卿胁痛及郭文之父脑疽，杨叔能背疽，不十数日皆平复，皆不若治予疮之神也。医无不难，疗脑背疮尤难。世医用技，岂无取效者，至于治效之外，乃能历数体中不言之秘，平生所见，惟明之一人而已。乙未秋，予自济南回，伤冷太过，气绝欲死，明之投剂，应手而愈，起予之死。并此为二矣。他日效刘斯立传钱乙，当补述之。同年秋七月二十有五日，河东元好问记。

黄连消毒饮：黄连一钱，黄芩五分，黄柏五分，生地黄四分，知母四分，羌活一钱，独活四分，防风四分，藁本五分，当归尾四分，桔梗五分，黄芪二分，人参三分，甘草三分，连翘四分，苏木二分，防己五分，泽泻二分，橘皮二分，上件锉，如麻豆大，都作一服，水三盏，煎至一盏半，去渣，温服，食后。一方加山栀子二分、五味子一分、麦门冬二分、枳壳二分、猪苓二分，名消毒溃坚汤，治八发痈肿、瘰疬、奶病，随患人虚实、药剂轻重用之，无不作效。（《东垣试效方·卷三》）

尹老家素贫寒，形志皆苦，于手阳明大肠经分出痈。幼小有癞疝，其臂外皆肿痛，在阳明。左右寸脉皆短，中得之俱弦，按之洪缓有力。此痈得自八风之变，以脉断之，邪气在表。其证大小便如故，饮食如常，腹中和，口知味，知不在里也；不恶风寒，止热躁，脉不浮，知不在表也。表里既和，邪气在经脉之中。《内经》云：凝于经络为疮痈。其痈出身半以上，故风从上受之，故知是八风之变为疮者也。故治其寒邪，调其经脉中血气，使无凝滞而已。

白芷升麻汤：炙甘草一分，升麻、桔梗以上各五分，白芷七分，当归梢、生地黄以上各一钱，生黄芩一钱五分，酒黄芩、连翘、黄芪以上各二钱，中桂少许，红花少许，上㕮咀，分作二服，酒水各一大盏半，同煎至一盏，去租，稍热，临卧服，一服而愈。（《兰室秘藏·卷下》）。

丁未季春二十二日，蒲虔主老年七十，因寒湿地气，得附骨痈，于左腿外侧足少阳胆经之分，微侵足阳明分，阔六七寸，长一小尺，坚硬浸肿，不变肉色，皮泽深，但行步作痛，以指按至骨大痛，与药一服，立止，再日坚硬而肿消。

内托黄芪酒煎汤：柴胡一钱半，连翘一钱，肉桂一钱，黍粘子（炒）一钱，黄芪二钱，当归尾二钱，黄柏半钱，升麻七分，甘草（炙）半钱，上件㕮咀，好糯米酒一盏半，水一大盏半，同煎至一大盏，去滓，大温服，空心宿食消尽服之，待少时以早膳压之，使不令大热上攻中上二焦也。（《东垣试效方·卷三》）

贾德茂小男，于左大腿近膝股内出附骨痛，不辨肉色，漫肿，皮泽木硬，疮势甚大。左脚乃肝之骭上也，更在足厥阴肝经之分，少侵足太阴脾经之分。其脉左三部细而弦，按之洪缓微有力，此药（内托黄芪汤）主之。

内托黄芪汤：生地黄一分，黄柏二分，肉桂三分，羌活五分，当归梢七分半，土瓜根（酒制）、柴胡梢以上各一钱，连翘一钱三分，黄芪二钱，上㕮咀，都作一服，酒一盏，水二盏，煎至一盏，去相，空心热服。（《兰室秘藏·卷下》）

◆ 皮肤皲裂

东垣治一人，皮肤皲裂，不任其痛，两手不能执辕，足不能履地，停辕止宿，因制润肤膏与之即效。方以珠青四两，白蜡八钱，乳香二钱，于铁铛内，先下沥青，随手下黄蜡、乳香，次入麻油一二匙。俟沥青熔开，微微熬动，放大净水盆于其旁以搅药。用铁铧滴一二点于水中试之，如硬，入少油。看软硬合宜，新绵滤于水中，揉扯以白为度，磁器内盛，或油纸裹。每用，先火上炙裂口子热，捻合药亦火上炙软，涂裂口上，纸少许贴之，自然合矣。（《名医类案·卷七》）

◆ 胎瘤

李和叔一日问先师曰：中年以来，得一子，至一岁之后，身生红系瘤不救。后三四子，至一二岁，皆病瘤而死。何缘至此疾？师曰：予试思之。翌日，见和叔曰：吾得之，汝乃肾中伏火，精气中多有红系，以气相传生子，子故有此疾，遇触而动，发于肌肉之间，俗名胎瘤者是也。汝试观之，果如其言。遂以滋肾丸数服以泻肾中火邪，补真阴之不足，忌酒辛热之物。其妻予六味地黄丸以养阴血，受胎五月之后，以黄芩、白术二味作散，啖五七服。后生子，至三岁，前证不复作矣。李心中诚服曰：先生乃神医也。遂从而学之。其子今已年壮。(《东垣试效方·卷九》)

◆ 麻风

戊申岁正月，段库病疠风，满面连须极痒，眉毛已脱落，须用热水沃之稍缓，每昼夜须数次，或砭刺亦缓。先师曰：《风论》中云，夫疠者，荣卫热附，其气不清，故使其鼻柱坏而色败，皮肤疡溃。风寒客于脉而不去，名曰疠风。治之者，当刺其肿上，已刺以锐针，刺其处按出其恶气，肿尽乃止。常食如常食，勿食他食。如以药治之，当破血去热，升阳去痒泻荣逆。辛温散之，甘温升之，行阳明经，泻心火，补肺气，乃治之正也。

补气泻荣汤：升麻六分，连翘六分，苏木三分，当归、全蝎、黄连、地黄、黄芪以上各三分，生黄芩四分，甘草一钱半，人参二分，生地黄四分，桃仁三个，桔梗半钱，麝香少许，胡桐泪一分，虻虫（去翅足，微炒）二个，水蛭（炒，令烟尽）两个，上件锉，如麻豆大，除连翘另锉，胡桐泪（研）、白豆蔻二分为细末，二味另放，麝香、虻虫、水蛭三味为细末另放外。都作一服，水二大盏、酒一匙，入连翘，煎至一盏六分，再入白豆蔻二味并麝香等三味，再上火煎一二沸，去渣，稍热，早饭后、午饭前服，忌酒、湿面、生冷硬物。(《东垣试效方·卷九》)

◆ 疝气

韩提控病疝气，每发痛甚不可忍，则于榻两末分置其枕，往来伏之以受，如是者三年不已，服此药三剂，良愈。

丁香楝实丸：治男子七疝，痛不可忍，妇人瘕聚带下。皆任脉所主，阴经也，乃肝肾受病，治法同归于一。

当归（去芦，锉碎）、附子（炮裂，去皮脐，锉碎）、川楝子（锉）、茴香（炒），上件四味各一两，以好酒三升同煎，酒尽为度，焙干作细末，每秤药末一两，再入下项药，丁香五分、木香五分、全蝎十三个、玄胡五钱，上四味同为细末，入在前项，当归等药末秤，和匀，酒糊为丸，如桐子大，每服三十丸至百丸，温汤送下，空心。

凡疝气带下，皆属于风。全蝎治风之圣药，茴香、川楝子皆入小肠经，当归、玄胡和血止血痛。疝气、带下皆积寒于小肠之间，故以附子佐之，以丁香、木香引导也。（《东垣试效方·卷九》）

◆ 前阴臊臭

一富者，前阴臊臭，又因连日饮酒，腹中不和，求先师治之。曰：夫前阴者，厥阴肝之脉络循阴器，出其挺末。凡臭者，心之所主，散入五方为五臭，入肝为臊，此其一也。当于肝经中泻行间，是治其本，后于心经中泻少冲，乃治其标。如恶针，当用药除之。酒者，气味俱阳，能生里之湿热，是风湿热合于下焦为邪，故经云：下焦如渎。又云：在下者，渎引而竭之。酒是湿热之水，亦宜决前阴以去之。

龙胆泻肝汤：柴胡、泽泻各一钱，车前子、木通各五分，生地黄、当归、草龙胆各三分，剉如麻豆大，都作一服，水三盏，煎至一盏，去渣，空心稍热服，便以美膳压之。此药柴胡入肝为引用；泽泻、车前子、木通淡渗之味利小便，亦除臊气，是名在下者引而竭之；生地黄、草龙胆之苦寒泻酒湿热，更兼车前子之类以撤肝中邪气；肝主血，用当归以滋肝中血不足也。主治阴部时复热痒及臊臭。（《兰室秘藏·卷下》）

五官科医案

◆ 瞳子散大

戊戌初冬，李叔和至西京，朋友待之以猪肉煎饼，同蒜醋食之，后复饮酒，大醉，卧于暖炕。翌日病眼，两瞳子散大于黄睛，视物无的，以小为大，以短为长，卒然见非常之处，行步踏空，多求医疗而莫之愈。至己亥春，求治于先师。曰：《内经》有云，五脏六腑之精气皆上注于目而为之精，精之窠为眼，骨之精为瞳子。又云，筋骨气血之精而为脉，并为系，上属于脑。又瞳子黑眼法于阴，今瞳子散大者，由食辛热物太甚故也。所谓辛主散，热则助火，上乘于脑中，其精故散，精散则视物亦散大也。夫睛明者，所以视万物者也，今视物不者，则精衰矣。盖火之与气，势不两立。故经曰，壮火食气，壮火散气。手少阴、足厥阴所主风热，连目系，邪之中人，各从其类，故循此道而来攻，头目肿闷而瞳子散大，皆血虚阴弱故也。当除风热，凉血益血，以收耗散之气则愈矣。

滋阴地黄丸：熟地黄一两，生地黄一两半，（酒制，焙干），柴胡八钱，天门冬（去心，焙）、炙甘草、枳壳各三钱，人参二钱，黄连三钱，地骨皮二钱，五味子三钱，黄芩半两，当归身五钱（水洗净，酒拌焙）。

《内经》云：热淫所胜，平以咸寒，佐以苦甘，以酸收之。以黄连、黄芩大苦寒，除邪气之盛，为君；当归身辛温，生熟地黄苦甘寒，养血凉血，为臣；五味子酸寒，体轻浮，上收瞳子之散大；人参、甘草、地骨皮、天门冬、枳壳苦甘寒，泻热补气，为佐；柴胡引用，为使也。上件为细末，炼蜜为丸，如绿豆大，每服百丸，温茶清送下，食后，日进三服，制之缓也。大忌食辛辣物而助火邪，及食寒冷物损胃气，药不能上行也。(《东垣试效方·卷五》)

◆ 眼翳

王峰学士魏邦彦夫人目翳暴生，从下而起，其色绿，肿痛不可忍。先师曰：翳从下而上，病从阳明来也。绿非五色之正色，殆肺肾合而为病耶，乃就画家以墨调腻粉合成色谛视之，曰与翳色同矣，肺肾为病者无疑矣。乃泻肺肾之邪，而以入阳明之药为之使。既效，而他日复病作者三，其所从来之经与翳色各异，乃以意消息之，曰诸脉者，皆属于目，脉病则目从之，此必经络不调，目病未已也。问之果然，因如所论者治之，疾遂不作。(《东垣试效方·卷五》)

戊申六月，徐总管患眼疾，于上眼皮下出黑白翳二个，隐涩难开，两目紧缩，无疼痛，两手寸脉细紧，按之洪大无力。知足太阳膀胱为命门相火煎熬逆行，作寒水翳及寒膜遮睛证，呵欠善悲，健忘，嚏喷眵泪，时作泪下，面赤而白，能食不大便，小便数而欠，气上而喘，以拨云汤治之。

拨云汤方：黄芪一分，细辛叶半钱，柴胡七分，生姜五分，荆芥穗一钱，羌活一钱半，防风一钱半，藁本一钱，生甘草一钱，升麻一钱，葛根五分，川芎半钱，知母一钱，黄柏一钱半，当归身一钱，上㕮咀，都作一服，水二大盏，煎至一盏，去滓，稍热服，食后。(《东垣试效方·卷五》)

张济明，眼病翳六年，以至遮瞳人，视物不明，如觉云气遮障，时值暑热大作，点此药（百点膏）五七日，翳退去一半。

百点膏：黄连（拣净）二钱，锉麻豆大，以水一大碗，熬至半碗，入下项药，当归身、甘草六分，防风八分，葳蕤仁（去皮尖）三分，上件各锉，如麻豆大，蕤仁另研如泥，同熬，滴水中不散，入去沫蜜少许，再熬少时为度。令病人心静点之，至目微痛为度，日点五七次，临卧尤疾效，名之曰百点膏。但欲多点，使药力相继也。（《东垣试效方·卷五》）

◆ 牙痛

刘经历之内，年三十余，病齿痛不可忍，须骑马外行，口吸凉风则痛止，至家则其痛复作。家人以为祟神，祷于巫师而不能愈，遂求治于先师。师闻其故，曰：此病乃湿热为邪也。足阳明贯于上齿，手阳明贯于下齿，况足阳明多血多气，加以膏粱之味助其湿热，故为此痛。今立一方，不须骑马，常令风寒之气生于牙齿间。以黄连、胡桐泪之苦寒，新薄荷叶、荆芥穗之辛凉，四味相合，而作风寒之气，治其风热，为主；以新升麻之苦平，行阳明经，为使；牙齿骨之余，以羊胫骨灰补之，为佐；麝香少许，入肉为引用。为细末擦之，痛乃减半。又以调胃承气汤去芒硝加黄连，以治其本。服之下三两行，其痛良愈，遂不复作。（《东垣试效方·卷五》）

其他医案

◆误服白虎汤面黑如墨

西台掾肖君瑞，二月中，病伤寒发热，以白虎投之，病者面黑如墨，本证遂不复见，脉沉细，小便不禁。先师初不知也，及诊之曰：此立夏以前，误服白虎。白虎大寒，非行经之药，止能寒脏腑，不善用之，则伤寒。本病隐曲于经络之间，或更投以大热之药，求以去阴邪，则他证必起，非所以救白虎也。可用温药之升阳行经者。难者云：白虎大寒，非大热何以救，君之治奈何？先师曰：病隐于经络间，阳不升则经不行，经行而本证见矣。本证见又何难焉？果如其言。（《东垣试效方·卷九》）

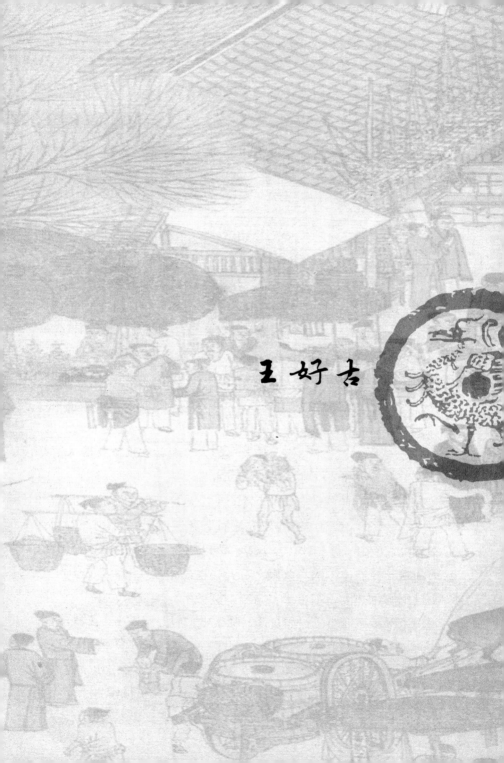

王好古

内科医案

◆ 伤寒

子秦二又病，太阳证悉具，其脉浮数，初为阳证，经所受邪也，神术汤解之，未三日变为阴证，何以然？旺火投盛水也。以其素服三生茶及好食诸冷物，数年来脏腑积而为痼疾，一身之经皆凝寒浸渍，酝酿而成太阴。脉亦从此而变其状，非浮非沉，上下内外举按极有力，坚而不柔，非若阳脉来之有源，尺以下至宛中全无，惟三部中独见鼓击，按之触指，突出肤表异常。紧为甚，所禀元阳无一身游行之火，独萃于胸中，寒气逼之，故搏而大，有加数倍，往来不可以至数名，纵横不可以巨细状。五日后文之与姜、附等剂而复振摇，又与真武、四逆等汤，烦躁大渴不止，若更接姜、附，其汗必作。其人自疑为热而益饮水，及得水稍苏斯须，脉陷沉而紧，厥逆神愦。至六日晡前后，大便秘结，小便赤色而少，强溲得涓滴，时手冷至肘，足冷至膝，脉将绝而不可救，欲复与四逆等汤，恐烦躁私饮而生变。文之请曰：何法以治？余教以乌、附、姜、桂、良姜等，佐以芍药、茴香之类，酒糊丸，引而下之，而使不僭。急服之百丸，昼夜相接八九，阳气从下复生，胸膈不烦躁，不思水，与温剂则微咽，大便软，屡下，气阴得以出，小便通快成剂如灰汁，脉微生，服丸至千半，阳气遍体，作汗而愈。后神又不全，少气乏力，又与温中等药数服，然后良愈。非平昔饮冷，肠胃积寒之久者，脉不如此之鼓击也。击鼓者何？虽可谓大，非大也，忿怒也，宜详审辨认，世罕有之。大抵此脉属紧，比紧为尤甚，故名鼓击也。仲景云：诸紧为寒。又云：脉浮而紧，寒在表也；脉沉而紧，寒在里也。紧似弦而非，有如牵绳之状，即为紧也，非带洪而有源也。成无己云：累累如循长竿，连连而强直也。通真子歌云：紧若牵绳转索初。海藏云：牵绳之紧，循竿之直，二者皆近于鼓击，鼓击者，尤甚于二脉数倍。启玄子云：盛脉同阳，四倍已上，阴之极也。（《阴证略例·海藏治验录》）

牌印将军完颜公之子小将军，病伤寒六七日，寒热间作，腕后有癍三五点，鼻中微血出。医以白虎汤、柴胡等药治之不愈。及余诊之，两手脉沉涩，胸膈间及四肢按执之殊无大热，此内寒也。问其故，因暑热卧殿角之侧，先伤寒，次大渴，饮冰酪水一大碗。外感者轻，内伤者重，外从内病，俱为阴也。故先癍衄，后显内阴，寒热间作，牌亦有之，非往来少阳之寒热也。与调中汤，数服而愈。（《阴证略例·海藏治验录》）

至元庚辰六月，许伯威年五十四，中气本弱，病伤寒八九日，医者见其热甚，以凉药下之，又食梨三四枚，痛伤脾胃，四肢冷，时发昏愦。予诊其脉，动而中止，有时自还，乃结脉也。心亦动悸，吃噫不绝，色变青黄，精神减少，目不欲开，倦卧，恶人语笑。以炙甘草汤治之。（《汤液本草·卷上》）

宝丰侯八郎……其子国华，又病伤寒四五日，身微癍，渴饮水。及诊之，沉弦欲绝，厥阴脉也。温药数日不已，又以姜、附等药，微见脉生。因渴私饮水一盂，脉复退，但见头不举，目不开。问之，则犯阴易。若只与烧裈散，则寒而不济矣。遂煎吴茱萸汤一大服，调烧裈散，连进二服，作大汗，两昼夜汗止。何以然？以其至阴，汗从骨髓中得温而出，所以两昼夜方止。（《阴证

35

略例·海藏治验录》）

◆ 狂证

宝丰阿磨堆候君辅之县丞，为亲军时，饮食积寒，所伤久矣。一日病，其脉极沉细易辨，即阴证无疑。内寒外热，故肩背胸胁瘢出十数点，语言狂乱。家人惊曰：发瘢，谵语，莫非热乎？余曰：非也。阳为阴逼，上入于肺，传之皮毛，故瘢微出；神不守舍，故错言如狂，非谵语也。肌表虽热，以手按执，须臾透冷如冰。余与姜、附等药，前后数日，约二十余两后，出大汗而愈。及见庭中物色、儿童、鸡犬，指之曰：此正我二三日间梦中境物也。然则神不守舍信矣！愈后起行，其狂又发，张目而言曰：今我受省札为御马群大使，如何不与我庆？及诊之，脉又沉迟，三四日不大便。余与理中丸，三日内约半斤，其疾全愈。候公之狂，非阳狂之狂，乃失神之狂，即阴也，但脉阴为验。学者当审，独取诸脉，不凭外证可也。（《阴证略例·海藏治验录》）

彰德张相公子谊夫之妻许氏，乃状元许先之之女，绍明之妹也。病阳厥怒狂，发时饮食四五倍，骂詈不避亲疏，服饰临丧，或哭或歌，或以刃伤人，不言如哑，言即如狂，素不知书识字，便读文选。人皆以为鬼魔。待其静诊之，六脉举按皆无，身表如冰石，其发也叫呼，声声愈高。余昔闻洁古老人云：本经言夺食则已，非不与之食而为夺食也，当以药大下之而使不能食，为之夺食也。予用大承气汤下之，得脏垢数升，狂稍宁。待一二日复发，又下之，得便数升，其疾又宁。待一二日又发，三下之，宁如旧，但不能食。疾稍轻而不已，下之又五七次，计大便数斗，疾缓身温，脉生。至十四日其疾愈，脉如旧，困卧三四日起苏，饮食微进，又至十日后得安。始得病时，语言声怒非常，一身诸阳尽伏于中，隐于胃，非大下之可乎？此易老夺食之意也。上阳狂一条，本不当列阴证中，今暨阴证并列，其狂则一，其为寒热二也。差之毫厘，谬以千里，读者至此，其三复之。(《阴证略例·海藏治验录》)

◆ 呕吐

潞州义井街北浴堂秦二母，病太阴证，三日不解，后呕逆恶心，而脉不浮。文之与半硫丸二三服，不止，复与黄芪建中等药，脉中得之极紧，无表里，胸中大热，发渴引饮。众皆疑为阳证，欲饮之水，余与文之争不与。又一日与姜、附等药，紧脉反细沉，阳犹未生。以桂、附、姜、乌之类，酒丸，每百丸接之，二日中凡十余服，渴止，脉尚沉细。以其病人身热，躁烦不宁，欲作汗，不禁其热，去其衣被盖覆。体之真阳营运未全，而又见风寒，汗不能出，神愦不醒。家人衣之，装束甚厚，以待其毙。但能咽物，又以前丸接之，阳脉方出而作大汗。盖其人久好三生茶，积寒之所致也。愈后，原秘大小始得通利，翌日再下瘀血一盆如豚肝。然文之疑不能判，余教以用胃风汤加桂、附，三服血止。其寒甚如此，亦世之所未尝见也，治宜详之。大抵前后证变之不同，以脉别之，最为有准，不必求诸外证也。(《阴证略例·海藏治验录》)

◆ 腹痛

潞州提领姬世英，平昔好冷物凉药，自谓膏粱充肥必多热，因眼疾，又并服寒剂，数日遂得阴病，脉紧而无力，自胸至脐腹下，大痛剧甚，凡痛则几至于毙。去岁已尝有此证，求治于宋文

37

之得愈。今复病，尤甚于去年，又亟命文之。文之与姜、附等剂，虽稍苏，痛不已。遂以文之所用方内倍芍药令服之。予谓病者曰：良久痛当自胸中下，节次至腹，或大便得利，或后出余气，则寒毒得以出矣。后果如其言。翌日愈后，令常服神应丸，以断其积寒之根。(《阴证略例·海藏治验录》)

◆ **血证**

海藏云：杨师三朝三大醉，至醒发大渴，饮冷水三巨杯，次又饮冰茶三碗，后病便鲜血四次，约一盆。先以吴茱萸丸，翌日又与平胃五苓各半散，三大服血止，复白痢，又与神应丸四服，白痢乃止，其安如故。或问曰：何为不用黄连之类以解毒，所用者温热之剂？予曰：若用寒药，其疾大变难疗。寒毒内伤，复用寒药，非其治也。况血为寒所凝，浸入大肠间而便下，得温乃行，所以用温热，其血自止。经云治病必求其本，此之谓也。胃既温，其血不凝而自行，各守其乡也。(《医垒元戎·卷第七》)

外科医案

◆ 疮疡

邢三郎家小儿，病寒疽久不愈，先以四物穿山甲汤透之，复以地黄当归汤补之，继以骨碎补丸外治。(《医垒元戎·卷第十》)

其他医案

◆ 阴证

宝丰弋唐臣，时始冠，平日饮食嗜冷，久遂成阴证，脉迟七八至一止，二三日后脉仅三至。余亟进温热之剂数服，四五日不解，遂续夜半一服，昼三夜一，脉颇生。一夕误阙其药，明旦证遂增剧，复连进前药，七日兼夜，脉生，大汗而解。人问其故，余曰：人与天地同一气耳。阳病昼剧而夜宁，阴病夜剧而昼宁，各从其类而化也。今病阴极，至夜尤甚，故令夜半服药。何以然？所以却类化之阴，而接子后所生之阳，则阴易退而阳易生矣。此一条具见前章。（《阴证略例·海藏治验录》）

有人初得病，四肢逆冷，脐下筑痛，身疼如被杖，盖阴证也。急服金液、破阴等丹，其脉遂沉而滑。沉者阴也，滑者阳也，病虽阴而见阳脉，有可生之理，仲景所谓阴病见阳脉者生也。仍灸气海、丹田百壮，手足温，阳回得汗而解。或问滑脉之状，如何便有生理？予曰：仲景云翕奄沉。曰：何谓也？沉为纯阴，翕为正阳，阴阳和合，故名曰滑。古人论滑脉，虽云往来前却流利展转，替替然与数相似，仲景三语而尽也，此三字极难晓会。然翕，合也，言张而复合也，故曰翕为正阳；沉言忽降而下也，故曰沉为正阴；方翕而合，俄降而下，奄谓奄忽之间。仲景论滑脉，可谓谛当矣。其言皆有法，故读者极难晓会。（《阴证略例·辨少阴紧脉证》）

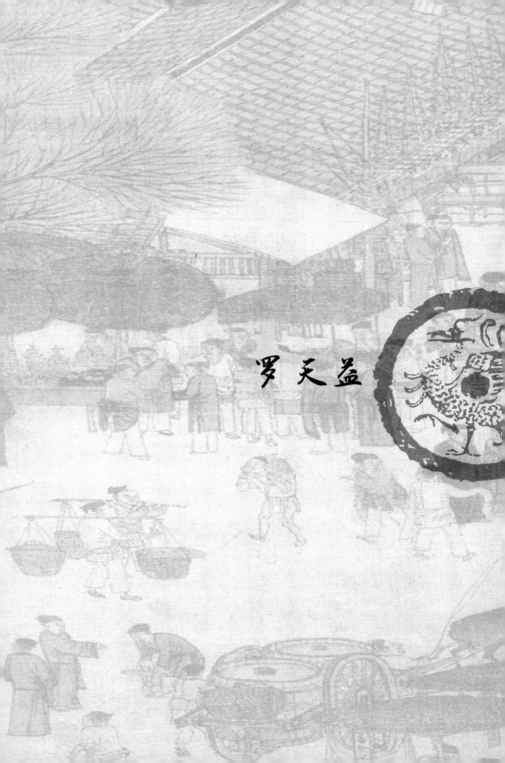

罗天益

内科医案

◆ 伤寒

省掾曹德裕男妇，三月初病伤寒八九日，请予治之。脉得沉细而微，四肢逆冷，自利腹痛，目不欲开，两手常抱腋下，昏昏嗜卧，口舌干燥。乃曰：前医留白虎加人参汤一服，可服否？予曰：白虎虽云治口燥舌干，若执此一句亦未然。今此证不可用白虎者有三，《伤寒论》云：立夏以前，处暑以后，不可妄用，一也；太阳证无汗而渴者不可用，二也；况病人阴证悉具，其时春气尚寒，不可用，三也。仲景云：下利清谷，急当救里，宜四逆汤。遂以四逆汤三两加人参一两，生姜十余片，连须葱白九茎，水五大盏，同煎至三盏，去渣，分三服，一日服之。至夜利止，手足温。翌日大汗而解，继以理中汤数服而愈。孙真人《习业篇》云：凡欲为太医，必须谙《甲乙》《素问》《黄帝针经》《明堂流注》、十二经、三部九候、本草、药性、仲景、叔和，并须精熟，如此方为太医。不尔，犹无目夜游，动致颠陨，执方用药者，再斯可矣。（《卫生宝鉴·卷二十四》）

静江府提刑李君长子，年一十九岁，至元壬午四月间，病伤寒九日。医者作阴证治之，与附子理中丸数服，其证增剧。别易一医作阳证，议论差互，不敢服药。李君亲来邀请予为决疑，予避嫌辞。李君拜泣而告曰：太医若不一往，犬子只待死矣。不获已遂往视之，坐间有数人。予不欲直言其证，但细为分解，使自忖度之。凡阳证者，身须大热而手足不厥，卧则坦然，起则有力，不恶寒，反恶热，不呕不泻，渴而饮水，烦躁不得眠，能食而多语，其脉浮大而数者，阳证也。凡阴证者，身不热而手足厥冷，恶寒蜷卧，面向壁卧，恶闻人声，或自引衣盖覆，不烦渴，不欲食，小便自利，大便反快，其脉沉细而微迟者，皆阴证也。诊其脉沉数得六七至。其母云，夜来叫呼不绝，全不得睡，又喜冰水。予闻其言，阳证悉具，且三日不见大便，宜急下之。予遂秤酒煨大黄六钱、炙甘草二钱、芒硝二钱，水煎服之。至夕下数行，燥粪二十余块，是夜汗大出。翌日又往视之，身凉脉静矣。予思《素问·热论》云：治之各通其脏腑。故仲景述《伤寒论》：六经各异，传受不同。《活人书》亦云：凡治伤寒，先须明经络。若不识经络，触途冥行，前圣后圣，其揆一也。昧者不学经络，不问病源，按寸握尺，妄意疾证，不知邪气之所在，动致颠要，终不肯悔。韩文公曰：医之病病在少思。理到之言，勉人学问，救生之心重矣。（《卫生宝鉴·卷二十四》）

南省参议官常德甫，至元甲戌三月间，赴大都。路感伤寒证，勉强至真定，馆于常参谋家。迁延数日，病不差。总府李经历并马录事来求治，予往视之。诊得两手六脉沉数，外证却身凉，四肢厥逆，发斑微紫，见于皮肤，唇及齿龈破裂无色，咽干声嘎，默默欲眠，目不能闭，精神郁冒，反侧不安。此证乃热深厥亦深，变成狐惑，其证最急。询之从者，乃曰：自内丘县感冒头痛，身体拘急，发热恶寒，医以百解散发之，汗出浃背，殊不解。每经郡邑，治法一同，发汗极多，遂至如此。予详其说，兼以平昔膏粱积热于内，已燥津液。又兼发汗过多，津液重竭，因转属阳明，故大便难也。急以大承气下之，得更衣。再用黄连解毒汤，病减大半。复与黄连犀角汤，数日而安，自此德甫交情愈厚也。（《卫生宝鉴·卷六》）

◆感冒

总帅相公，年近七旬，戊午秋南征，过扬州，俘虏万余口。内选美色室女近笄年者四，置于左右。予因曰：总帅领十万余众，深入敌境，非细务也。况年高气弱，凡事宜慎。且新房之人，惊忧气蓄于内，加以饮食不节，多致疾病。近之则邪气相传，其害为大。总帅笑而不答。其副帅时亦在坐，异日召予曰：我自十三岁从征回鹘，此事饱经，汝之言深可信矣。至腊月中班师，值大雪三日，新掠人不禁冻馁，皆病头疼咳嗽，腹痛自利，多致死亡者。逮春正月至汴，随路多以礼物来贺，相公因痛饮数次，遂病。脉得沉细而弦，三四动而一止。其证头疼咳嗽，自利腹痛，与新房人病无异。其脉短涩，其气已衰，病已剧矣，三日而卒。邪气害人，其祸如此。

《内经》云：乘年之虚，遇月之空，失时之和，因而感邪，其气至骨。又曰：避邪如避矢石。钱仲阳亦曰：粪履不可近襁褓。婴儿多生天吊惊风，亦犹正气尚弱，不能胜邪故也。由是观之，圣贤之言，信不诬矣！（《卫生宝鉴·卷三》）

齐大哥十一月间，因感寒邪，头项强，身体痛，自用灵砂丹四五粒并服，以酒引下，遂大汗，出汗后身轻。至夜，前病复来，以前药复汗，其病不愈。复以通圣散发汗，病添身体沉重，足胻冷而恶寒，是日方命医。医者不究前治，又以五积散汗之。翌日，身重如石，不能反侧，足胻如冰，冷及腰背，头汗如贯珠，出而不流，心胸躁热，烦乱不安，喜饮冷，西瓜梨柿冰水之物，常置左右。病至于此，命予治之。诊得六脉如蛛丝，微微欲绝，予以死决之。主家曰：得汗多矣，焉能为害？予曰：夫寒邪中人者，阳气不足之所致也，而感之有轻重，汗之者岂可失其宜哉？仲景曰，阴盛阳虚，汗之则愈。汗者，助阳退阴之意也。且寒邪不能自出，必待阳气泄，乃能出也。今以时月论之，大法夏月宜汗，此大法焉，然并以太过为戒。况冬三月，闭藏之时，无扰乎阳，无泄皮肤，使气亟夺，为养藏之道也。逆之则少阴不藏，此冬气之应也。凡有触冒，宜微汗之，以平为期，邪退乃已。急当衣暖衣，居密室，服实表补卫气之剂，虽有寒邪，弗能为害。此从权之治也。今非时而大发其汗，乃谓之逆，故仲景有云，一逆尚引日，再逆促命期。今本伤而汗，汗而复伤，伤而复汗，汗出数回，使气亟夺，卫气无守，阳泄于外，阴乘于内。故经云，独阳不生，独阴不长。不死何待？虽卢扁亦不能治之活也。是日，至夜将半，项强身体不仁，手足搐急，爪甲青而死矣。《金匮要略》云：不当汗而妄汗之，令人夺其津液，枯槁而死。今当汗之，一过亦中绝其命，况不当汗而强汗之者乎？（《卫生宝鉴·卷一》）

◆ 中暑

燕南河北道提刑按察司书吏高士谦，年逾四十。至元戊寅七月间，暑气未退，因官事出外劳役，又因过饮，午后大发热而渴，冰水不能解。其病早晨稍轻减，服药不效，召予治之。诊其脉弦数，《金匮要略》云：疟脉自弦，弦数者多热。《疟论》曰：瘅疟脉数，素有热气盛于身，厥逆上冲，中气实而不外泄。因有所用力，腠理开，风寒舍于皮肤之内、分肉之间而发，发则阳气盛而不衰，则病矣。其气不及于寒，故但热而不寒者，邪气内藏于里，而外舍于分肉之间，令人消烁脱肉，故名曰瘅疟。《月令》云：孟秋行夏令，民多瘅疟。洁古云：动而得之，名曰中暑，以白虎加栀子汤治之。士谦远行劳役，又暑气有伤，酒热相搏，午后时助，故大热而渴，如在甑中。先以柴胡饮子一两下之，后以白虎

加栀子汤，每服一两，数服而愈。(《卫生宝鉴·卷十六》)

◆ 发热

建康道按察副使奥屯周卿子，年二十有三，至元戊寅三月间病发热，肌肉消瘦，四肢困倦，嗜卧盗汗，大便溏多，肠鸣不思饮食，舌不知味，懒言语，时来时去，约半载余。请予治之，诊其脉浮数，按之无力，正应王叔和浮脉歌云：脏中积冷荣中热，欲得生精要补虚。先灸中脘，乃胃之经也，使引清气上行，肥腠理；又灸气海，乃生发元气，滋荣百脉，长养肌肉；又灸三里，为胃之合穴，亦助胃气，撤上热，使下于阴分；以甘寒之剂泻热，其佐以甘温，养其中气；又食粳米羊肉之类，固其胃气。戒于慎言语，节饮食，惩忿窒欲，病气日减。数月，气得平复。逮二年，肥盛倍常。或曰：世医治虚劳病，多用苦寒之剂。君用甘寒之药，羊肉助发热，人皆忌之。令食羊肉粳米之类，请详析之。予曰：《内经》云火位之主，其泻以甘。《藏气法时论》云心苦缓，急食酸以收之。以甘泻之，泻热补气，非甘寒不可。若以苦寒以泻其土，使脾土愈虚，火邪愈盛。又曰形不足者温之以气，精不足者补之以味。劳者温之，损者益之。《十剂》云：补可去弱，人参、羊肉之属是也。先师亦曰：人参能补气虚，羊肉能补血虚。虚损之病，食羊肉之类，何不可之有？或者叹曰：洁古之学，有自来矣！(《卫生宝鉴·卷五》)

◆ 咳嗽

丙辰秋，楚丘县贾君次子二十七岁，病四肢困倦，躁热自汗，气短，饮食减少，咳嗽痰涎，胸膈不利，大便秘，形容羸削，一岁间更数医不愈。或曰：明医不如福医。某处某医，虽不精方书，不明脉候，看证极多，治无不效，人目之曰福医。谚云，饶你读得王叔和，不如我见过病证多。颇有可信，试命治之。医至，诊其脉曰：此病予饱谙矣，治之必效。于肺俞各灸三七壮，以蠲饮枳实丸消痰导滞。不数服，大便溏泄无度，加腹痛，食不进，愈添困笃。其子谓父曰：病久瘦弱，不任其药。病剧遂卒。冬予从军回，其父以告予。予曰：思《内经》云，形气不足，病气不足，此阴阳俱不足。泻之则重不足，此阴阳俱竭，血气皆尽，五脏空虚，筋骨髓枯，老者绝灭，壮者不复矣，故曰不足补之。此其理也。令嗣久病羸瘦，乃形不足；气短促，乃气不足；病潮作时嗜卧，四肢困倦，懒言语，乃气血皆不足也。补之惟恐不及，反以小毒之剂泻之，虚之愈虚，损之又损，不死何待？贾君叹息而去。

予感其事，略陈其理。夫高医愈疾，先审岁时太过不及之运，察人之血气饮食勇怯之殊。病有虚实浅深在经在脏之别，药有君臣佐使大小奇偶之制，治有缓急因用引用反正之则。孙真人云：凡为太医，必须谙《甲乙》《素问》《黄帝针经》《明堂流注》十二经、三部九候、五脏六腑、表里孔穴、本草、药对、仲景、叔和诸部经方。又须妙解五行阴阳，精熟《周易》，如此方可为太医。不尔，则无目夜游，动致颠损。正五音者，必取师旷之律吕，而后五音得以正；为方员者，必取公输之规矩，而后方员得以成。五音方员，特末技耳，尚取精于其事者，况医者人之司命，列于四科，非五音方员之比。不精于医，不通于脉，不观诸经本草，赖以命通运达而号为福医。病家遂委命于庸人之手，岂不痛哉！噫！医者之福，福于渠者也。渠之福安能消病者之患焉？世人不明此理而委命于福医，至于伤生丧命，终不能悟。此惑之甚者也。悲夫！（《卫生宝鉴·卷三》）

◆ 喘证

己未岁初秋越三日，奉召至六盘山，至八月中，霖雨不止，时承上命治不邻吉歹元帅夫人，年逾五旬，身体肥盛。因饮酒吃潼乳过度，遂病腹胀喘满，声闻舍外，不得安卧，大小便涩滞。气口脉大两倍于人迎，关脉沉缓而有力。予思霖雨之湿，饮食之热，湿热大盛，上攻于肺，神气躁乱，故为喘满。邪气盛则实，实者宜下之，故制平气散以下之。

平气散：青皮（去白）、鸡心槟榔各三钱，大黄七钱，陈皮（去白）五钱，牵牛（取头末一半），上为末，每服三钱，煎生姜汤一盏调下，无时。一服减半，再服喘愈。止有胸膈不利，烦热口干，时时咳嗽，以加减泻白散治之。

《内经》曰：肺苦气上逆，急食苦以泻之。故白牵牛苦寒，泻气分湿热，上攻喘满，故以为君；陈皮苦温，体轻浮，理肺气，青皮苦辛平，散肺中滞气，故以为臣；槟榔辛温，性沉重，下痰降气，大黄苦寒，荡涤满实，故以为使也。（《卫生宝鉴·卷十二》）

◆ 肺痈

梁济民因膏粱而饮，因劳心过度，肺气有伤，以致气出腥臭，唾涕稠黏，口舌干燥，以加减泻白散主之。

加减泻白散：桑白皮三钱，桔梗二钱，地骨皮、甘草（炙）各一钱半，知母七分，麦门冬、黄芩各五分，五味子二十个，上㕮咀，作一服，水二盏，煎至一盏，去渣温服，食后。忌酒面辛热之物，日进二服。

论曰：梁氏膏粱之子，因洪饮大热之气所伤，滋溢心火，刑于肺金。故以桑白皮、地骨皮苦微寒降肺中伏火而补气，用以为君；黄芩、知母苦寒，治气息腥臭，清利肺气，用以为臣；肺欲收，急食酸以收之，五味子之酸温以收肺气，麦门冬甘苦寒，治涕唾稠黏，口舌干燥，用以为佐；桔梗体轻辛温，治痰逆，利咽膈，为使也。（《卫生宝鉴·卷十一》）

◆ 心悸

至元庚辰六月中，许伯威五旬有四，中气本弱，病伤寒八九日。医者见其热甚，以凉剂下之，又食梨三四枚，伤脾胃，四肢冷，时昏愦，请予治之。诊其脉动而中止，有时自还，乃结脉也。亦心动悸，呃噫不绝，色青黄，精神减少，目不欲开，倦卧恶人语，予以炙甘草汤治之。成无己云：补可去弱。人参、大枣甘，补不足之气；桂枝、生姜辛，益正气，五脏痿弱，荣卫涸流，湿以润之；麻仁、阿胶、麦门冬、地黄之甘，润经益血，复脉通心。加桂枝、人参，急扶正气，减生地黄，恐损阳气，锉一两服之，不效。予再思脉病对，莫非药陈腐而不效乎？再于市铺选尝气味厚者，再煎服之，其病减半，再服而愈。凡药昆虫草木，生之有地；根叶花实，采之有时。失其地，性味少异；失其时，气味不全。又况新陈不同，精粗不等，倘不择用，用之不效，医之过也。《内经》云：司岁备物，气味之专精也。修合之际，宜加意焉。（《卫生宝鉴·卷二十一》）

◆ 神昏

真定府赵吉夫，约年三旬有余，至元丙寅五月间，因劳役饮食失节，伤损脾胃，时发烦躁而渴，又食冷物过度，遂病身体困倦头痛，四肢逆冷，呕吐而心下痞。医者不审，见其四肢逆冷，呕吐心下痞，乃用桂末三钱，以热酒调服，仍以绵衣覆之，作阴毒伤寒治之。须臾汗大出，汗后即添口干舌涩，眼白睛红，项强硬，肢体不柔和，小便淋赤，大便秘涩，循衣摸床，如发狂状，问之则言语错乱，视其舌则赤而欲裂，朝轻暮剧。凡七八日，家人皆自谓危殆，不望生全，邻人吉仲元举予治之。诊其脉六七至，知其热证明矣。遂用大承气汤苦辛大寒之剂一两，作一服服之，利下三行，折其胜势。翌日，以黄连解毒汤大苦寒之剂二两，使徐徐服之以去余热。三日后，病十分中减之五六，更与白虎加人参汤约半斤，服之，泻热补气，前证皆退。戒以慎起居，节饮食，月余渐得平复。《内经》曰：凡用药者，无失天时，无逆气宜，无翼其胜，无赞其复，是谓至治。又云：必先岁气，无伐天和。当暑气方盛之时，圣人以寒凉药，急救肾水之原，补肺金之不足。虽有客寒伤人，仲景用麻黄汤内加黄芩、知母、石膏之类，发黄发狂，又有桂枝汤之戒。况医者用桂末热酒调服，此所谓差之毫厘，谬之千里，此逆仲景之治法。经云：不伐天和，不赞其复，不翼其胜，不失气宜。不然，则故病未已，新病复起矣。（《卫生宝鉴·卷二十三》）

真定府武德卿，年四十六岁。至元丙子三月间，因忧思劳役，饮食失节得病。肢体冷，口鼻气亦凉，额上冷汗出，时发昏愦，六脉如蛛丝。一医作风证，欲以宣风散下之。予因思钱氏小儿论制宣风散，谓小儿内伤脾胃，或吐或泻，久则风邪陷入胃中而作飧泄。散中有结，恐传慢惊，以宣风散导去风邪。《内经》云：久风为飧泄。正此谓也。今德卿形证，乃阴盛阳虚，苦寒之剂，非所宜也。《内经》云：阴气有余为多汗身寒。又《阴阳应象论》云：阴盛则身寒汗出，身常清，数栗而寒，寒而厥。《调经篇》亦云：阴盛生内寒。岐伯曰：厥气上逆，寒气积于胸中而不泻。不泻则温气去，寒独留，故寒中。东垣解云：此脾胃不足，劳役形体，中焦营气受病，末传寒中，惟宜补阳。遂以理中汤加黑附子，每服五钱，多用葱白煎羊肉汤，取清汁一大盏，调服之。至夕四肢渐温，汗出少，夜深再服。翌日精神出，六脉生，数服而愈。尝记李思顺云：证者证也。病状于中，证形于外。凡学医道，不看《内经》，不求病源，妄意病证，又执其方，此皆背本趣末之务。其误多矣，宜慎思之。（《卫生宝鉴·卷六》）

◆ **狂证**

甲寅岁四月初，予随斡耳朵行至界河里住。丑厮兀闽病五七日，发狂乱弃衣而走，呼叫不避亲疏，手执潼乳，与人饮之。时人皆言风魔了，巫师祷之不愈而反剧。上闻，命予治之。脉得六至，数日不得大便，渴饮潼乳。予思之，北地高寒，腠理致密，少有病伤寒者。然北地此时乍寒乍热，因此触冒寒邪，失于解利，因转属阳明证。胃实谵语，又食羊肉以助其热，两热相合，是谓重阳则狂。阳胜宜下，急以大承气汤一两半，加黄连二钱，水煎服之。是夜下利数行，燥屎二十余块，得汗而解。翌日再往视之，身凉脉静，众人皆喜曰：罗谦甫医可风魔的也。由此见用，伤寒非杂病之比，六经不同，传变各异。诊之而疑，不知病源，立相侮嫉。呜呼！嗜利贪名，耻于学问，此病何日而愈耶？（《卫生宝鉴·卷六》）

◆ **胃痛**

两浙江淮都漕运使崔君长男云卿，年二十有五，体本丰肥，奉养膏粱，时有热证。友人劝食寒凉物。及服寒凉药，于至元庚辰秋，病疟久不除。医以砒霜等药治之，新汲水送下，禁食热物。疟病不除，反添吐泻，脾胃复伤，中气愈虚，腹痛肠鸣。时复胃脘当心而痛，不任其苦，屡易医药，未尝有效。至冬还家，百般治疗而不瘥。延至四月间，因劳役烦恼过度，前证大作，请予治之，具说其由。诊得脉弦细而微，手足稍冷，面色青黄而不泽，情思不乐，恶人烦冗，饮食减少，微饱则心下痞闷，呕吐酸水，发作疼痛，冷汗时出，气促闷乱不安，须人额相抵而坐，少时易之。予思《内经》云：中气不足，溲便为之变，肠为之苦鸣；下气不足，则为痿厥心悗。又曰寒气客于肠胃之间，则卒然而痛，得炅则已。炅者，热也。非甘辛大热之剂，则不能愈，遂制此方。

扶阳助胃汤：干姜（炮）一钱半，拣参、草豆蔻仁、甘草（炙）、官桂、白芍药各一钱，陈皮、白术、吴茱萸各五分，黑附子（炮，去皮）二钱，益智仁五分（一方一钱），上㕮咀，作一服，水三盏，生姜三片，枣子两个，煎至一盏，去渣，温服，食前。

三服大势皆去，痛减过半。至秋先灸中脘三七壮，以助胃气；次灸气海百余壮，生发元气，滋荣百脉。以还少丹服之，则喜饮食，添肌肉，润皮肤。明年春，灸三里二七壮，乃胃之合穴也，亦助胃气，又引气下行。春以芳香助脾，复以育气汤加白檀香平治之。戒以惩忿窒欲，慎言语，节饮食，一年而平复。

《内经》曰：寒淫于内，治以辛热，佐以苦温。附子、干姜大辛热，温中散寒，故以为君。草豆蔻仁、益智仁，辛甘大热，治客寒犯胃，为佐。脾不足者以甘补之，炙甘草甘温，白术、橘皮苦温，补脾养气。水挟木势，亦来侮土，故作急痛。桂辛热以退寒水，芍药味酸以泻木克土，吴茱萸苦热，泄厥气上逆于胸中，以为使也。(《卫生宝鉴·卷十三》)

◆ **痞满**

至元己亥，廉台王千户年四十有五，领兵镇涟水。此地卑湿，因劳役过度，饮食失节，至秋深，疟痢并作，月余不愈，饮食全减，形容羸瘦，乘马轿以归。时已仲冬，求予治之，具陈其由。诊得脉弦细而微如蛛丝，身体沉重，手足寒逆，时复麻痹，皮肤痂疥，如疠风之状，无力以动，心腹痞满，呕逆不止，此皆寒湿为病。久淹，真气衰弱，形气不足，病气亦不足，阴阳皆不足也。《针经》云：阴阳皆虚，针所不为，灸之所宜。《内经》曰：损者益之，劳者温之。《十剂》云：补可去弱。先以理中汤加附子，温养脾胃，散寒湿。涩可去脱，养脏汤加附子，固肠胃，止泻痢。仍灸诸穴以并除之。《经》云：府会太仓。即中脘也，先灸五七壮，以温脾胃之气，进美饮食；次灸气海百壮，生发元气，滋荣百脉，充实肌肉；复灸足三里，胃之合也，三七壮，引阳气下交阴分，亦助胃气；后灸阳辅二七壮，接续阳气，令足胫温暖，散清湿之邪。迨月余，病气去，渐平复。今累迁侍卫亲军都指挥使，精神不减壮年。（《卫生宝鉴·卷十六》）

丁巳冬十月，予从军回，至汴梁。有伶人李人爱谓予曰：大儿自今岁七月间，因劳役渴饮凉茶及食冷饭，觉心下痞，请医治之。医投药一服，下利两行，其证遂减。不数日，又伤冷物，心腹复痞满，添呕吐恶心，饮食无味，且不饮食，四肢困倦，懒于言语。复请前医诊视，曰：此病易为，更利几行即快矣。遂以无忧散对，加牵牛末，白汤服。至夕，腹中雷鸣而作阵痛，少焉既吐又泻，烦渴不止，饮冷无度，不复能禁，时发昏愦。再命前医视之，诊其脉，不能措手而退。顷之冷汗如洗，口鼻气渐冷而卒矣。小人悔恨无及，敢以为问。予曰：未尝亲见，不知所以然。既去，或曰：予亲见之，果药之罪欤而非欤？对曰：此非药之罪，乃失其约量之过也。夫药用之无据，反为气贼。《内经》云，约方犹约囊也。囊满弗约则输泄，方成弗约则神与气弗俱，故仲景以桂枝汤治外伤风邪，则曰若一服汗出病瘥，停后服，不必尽剂。大承气汤下大满大实，则曰得更衣，止后服，不必尽剂。其慎如此，此为大戒，盖得圣人约囊之旨也。治病必求其本，盖李人以俳优杂剧为戏，劳神损气而其中疹然。因时暑热，渴饮凉茶，脾胃气弱，不能运化而作痞满。以药下之，是重困也。加以不慎，又损其阳。虚而复伤，伤而复下，阴争于内，阳扰于外，魄汗未藏，四逆而起。此仲景所谓一逆尚引日，再逆促命期。如是则非失约量之过而何？故《内经》戒云，上工平气，中工乱脉，下工绝气。危生下工，不可不慎也。（《卫生宝鉴·卷一》）

真定赵客，乙丑岁六月间，客于他方，因乘困伤湿面，心下痞满，躁热时作，卧不得安，遂宿于寺中。僧以大毒食药数丸，下十余行，心痞稍减，越日困睡。为盗劫其财货，心有所动，遂躁热而渴，饮冷酒一大瓯。是夜脐腹胀痛，僧再以前药复下十余行，病加困笃。四肢无力，躁热，身不停衣，喜饮冷水，米谷不化，痢下如烂鱼肠脑，赤水相杂，全不思食，强食则呕，痞甚于前，噫气不绝，足胻冷，少腹不任其痛。请予治之，诊其脉浮数八九至，按之空虚。予溯流而寻源，盖暑天之热已伤正气，以有毒大热之剂下之，一下之后，其所伤之物已去而无余矣，遗巴豆之气，流毒于肠胃之间，使呕逆而不能食，胃气转伤而然。及下脓血无度，大肉陷下，皮毛枯槁，脾气弱而衰也。舌上赤涩，口躁咽干，津液不足，下多亡阴之所致也。阴既已亡，心火独旺，故心胸燥热，烦乱不安。经曰：独阳不生，独阴不长，夭之由也。遂辞而退。后易他医，医至，不审其脉，不究其源，惟见痞满，以枳壳丸下之。病添喘满，利下不禁而死。

《金匮要略》云：不当下而强下之，令人开肠洞泄便溺不禁而死。此之谓也。夫圣人治病，用药有法，不可少越。《内经》云：大毒去病，十去其六；小毒治病，十去其七；常毒治病，十去其八；无毒治病，十去其九。如不尽行，复如法以谷肉果菜养之，无使过之，过则伤其正矣。记有之云：医不三世，不服其药。盖慎之至也。彼僧非医流，妄以大毒之剂下之太过，数日之间，使人殒身丧命。用药之失，其祸若此，病之择医，可不谨乎？戒之。（《卫生宝鉴·卷一》）

◆ **呕吐**

戊午春，攻襄阳回，住夏曹州界，有蒙古百户昔良海，因食酒肉饮潼乳，得霍乱吐泻，从朝至午，精神昏愦，以困急来求予视之。脉得浮数，按之无力，所伤之物已出矣。即以新汲水半碗，调桂苓白术散徐徐服之，稍安。又于墙阴撅地一穴，约二尺许，贮以新汲水，在内搅动。待一时澄定，名曰地浆。用清者一盏，再调服之，渐渐气调，吐利遂止，至夜安眠。翌日微燥渴，却以钱氏白术散时时服之，良愈。或问：用地浆者，何也？予曰：坤为地，地属阴土，平曰静顺，感至阴之气。又于墙阴，贮以新汲水，取重阴之气也。阴中之阴，能泻阳中之阳。今霍乱因暑热内伤而得之，故《痹论》云：阴气者，静则神藏，躁则消亡。又加以暑热，七神迷乱，非至阴之气则不愈，予用之者此也。或曰：《内经》福世之方书，岂不信然？

桂苓白术散：治冒暑饮食所伤，传受湿热内盛，霍乱吐泻，转筋急痛，腹满闷，小儿吐泻惊风宜服。茯苓（去皮）、白术、桂各半两，甘草、泽泻、石膏各一两，滑石二两，寒水石一两，上八味为末，热汤调下三钱，喜冷，新汲水调姜汤亦得。小儿服一钱。（《卫生宝鉴·卷十六》）

佚庵刘尚书第五子太常少卿叔谦之内李氏，中统三年春，欲归宁父母不得，情动于中，又因劳役，四肢困倦，躁热恶寒，时作疼痛，不欲食，食即呕吐，气弱短促，怠惰嗜卧。医作伤寒治之，解表发汗，次日传变，又以大小柴胡之类治之，至十余日之后，病证愈剧。病家云：前药无效，莫非他病否？医曰：此伤寒六经传变，至再经传尽，当得汗而愈。翌日，见爪甲微青黑色，足胫至腰如冰冷，目上视而睛不转睛，咽嗌不利，小腹冷，气上冲心而痛，呕吐不止，气短欲绝，召予治之。予诊其脉沉细而微，不见伤寒之证，此属中气不足，妄作伤寒治之。发表攻里，中气愈损，坏证明矣。太夫人泣下避席曰：病固危困，君尽心救治。予以辛热之药，㕮咀一两，作一服，至夜药熟而不能饮，续续灌下一口，饮至半夜，稍有呻吟之声，身体渐温，忽索粥饮，至旦食粥两次。又煎一服，投之。至日高，众医皆至，诊之曰：脉生证回矣。众喜而退。后越三日，太夫人曰：病人大便不利，或以用脾约丸润之，可乎？予曰：前证用大辛热之剂，阳生阴退而愈，若以大黄之剂下之，恐寒不协，转生他证。众以为不然，遂用脾约丸二十丸润之，至夜下利两行。翌日面色微青，精神困弱，呕吐复作。予再以辛热前药温之而愈矣，故制此方。

温中益气汤：附子（炮，去皮脐）、干姜（炮）各五钱，草豆蔻、甘草（炙）各三钱，益智仁、白芍药、丁香、藿香、白术各二钱，人参、陈皮、吴茱萸各一钱半，当归一钱，上十三味，㕮咀，每服五钱，水二盏，煎至一盏，去渣，温服食前。病势大者，服一两重。

论曰：《内经》云，寒淫于内，治以辛热，佐以苦甘温。附子、干姜大辛热，助阳退阴，故以为君；丁香、藿香、豆蔻、益智、茱萸辛热，温中止吐，用以为臣；人参、当归、白术、陈皮、白芍药、炙甘草苦甘温，补中益气，和血脉协力，用以为佐使矣。
（《卫生宝鉴·卷十八》）

中书左丞相史公，年六旬有七，至元丁卯九月间，因内伤自利数行，觉肢体沉重，不思饮食，嗜卧懒言语，舌不知味，腹中疼痛，头亦痛而恶心。医以通圣散大作剂料服之，覆以厚衣。遂大汗出，前证不除而反增剧。易数医，四月余不愈。予被召至燕，命予治之。予诊视得六脉沉细而微弦，不欲食，食即呕吐，中气不调，滞于升降，口舌干燥，头目昏眩，肢体倦怠，足胻冷，卧不欲起。丞相素不饮酒，肢体本瘦，又因内伤自利，又复获汗，是重竭津液，脾胃愈虚，不能滋荣周身百脉，故使然也。非甘辛大温之剂，则不能温养其气。经云：脾欲缓，急食甘以缓之。又脾不足者，以甘补之。黄芪、人参之甘，补脾缓中，故以为君；形不足者温之以气，当归辛温，和血润燥；木香辛温，升降滞气；生姜、益智、草豆蔻仁辛甘大热，以荡中寒，理其正气；白术、炙甘草、橘皮，甘苦温乃厚肠胃；麦糵面宽肠胃而和中，神曲辛热，导滞消食而为佐使也。上件㕮咀一两，水煎服之，呕吐止，饮食进。越三日，前证悉去。左右侍者曰：前证虽去，九日不大便，如何？予曰：丞相年高气弱，既利且汗，脾胃不足，阳气亏损，津液不润也，岂敢以寒凉有毒之剂下之？仲景曰：大发汗后，小便数，大便坚，不可用承气汤。如此虽内结，宜以蜜煎导之。须臾去燥屎二十余块，遂觉腹中空快，上下气调，又以前药服之，喜饮食。但有所伤，则以橘皮枳术丸消导之。至月余，其病乃得平复。丞相曰：病既去矣，当服何药以防其复来？予曰：不然。但慎言语，节饮食，不可服药。夫用药如用刑，民有罪则刑之，身有疾则药之。无罪妄刑，是谓疟民；无病妄药，反伤正气。军志有曰：允当则归，服而舍之可也。丞相说而然之。

参术调中汤：治内伤自利，脐腹痛，肢体倦，不喜食，食即呕，嗜卧懒言，足胻冷，头目昏。人参、黄芪各五钱，当归身、厚朴（姜制）、益智仁、草豆蔻、木香、白术、甘草（炙）、神曲（炒）、麦糵面、橘皮各三钱，上十二味，锉如麻豆大，每服一两，水二盏，生姜三片，煎至一盏，去滓温服，食前。（《卫生宝鉴·卷五》）

◆ 不食

一妇人三十余岁，忧思不已，饮食失节，脾胃有伤，面色鼇黑不泽，环唇尤甚，心悬如饥状，饥不欲食，气短而促。大抵心肺在上，行荣卫而光泽于外，宜显而不藏。肾肝在下，养筋骨而强于内，当隐而不见。脾胃在中，主传化精微以灌四脏，冲和而不息，其气一伤，则四脏失所。忧思不已，气结而不行，饮食失节，气耗而不足，使阴气上溢于阳中，故黑色见于面。又经云：脾气通于口，其华在唇。今水反来侮土，故黑色见于唇，此阴阳相反，病之逆也。《上古天真论》云：阳明脉衰于上，面始焦。始知阳明之气不足，故用冲和顺气汤，此药助阳明生发之剂，以复其色耳。

冲和顺气汤：葛根一钱半，升麻、防风、白芷各一钱，黄芪八分，人参七分，甘草四分，芍药、苍术各三分，上㕮咀，作一服，水二盏，姜三片，枣两个，煎至一盏，去渣，温服。早饭后、午前，取天气上升之时，使人之阳气易达故也，数服而愈。

《内经》曰：上气不足，推而扬之。以升麻苦平，葛根甘温，自地升天，通行阳明之气，为君。人之气以天地之疾风名之，气留而不行者，以辛散之。防风辛温，白芷甘辛温，以散滞气，用以为臣。苍术苦辛，蠲除阳明经之寒湿。白芍药之酸，安太阴经之怯弱。《十剂》云：补可去弱，人参、羊肉之属是也。人参、黄芪、甘草甘温，益正气以为臣。《至真要大论》云：辛甘发散为阳。生姜辛热，大枣甘温，和荣卫，开腠理，致津液，以复其阳气，故以为使也。（《卫生宝鉴·卷九》）

◆ **食积**

癸丑岁，予随王府承应至瓜忽都地面住冬。有博兔赤马刺，约年三旬有余，因猎得兔，以火炙食之。各人皆食一枚，惟马刺独食一枚半。抵暮至营，极困倦渴，饮潼乳斗余。是夜腹胀如鼓，疼痛闷乱，卧而欲起，起而复卧，欲吐不吐，欲泻不泻，手足无所措。举家惊慌，请予治之，具说饮食之由。诊其脉，气口大一倍于人迎，乃应食伤太阴经之候也。右手关脉又且有力，盖烧肉干燥，因而多食则致渴饮。干肉得潼乳之湿，是以滂满于肠胃。肠胃乃伤，非峻急之剂则不能去。遂以备急丸五粒，觉腹中转失气，欲利不利。复投备急丸五粒，又与无忧散五钱，须臾大吐，又利十余行，皆物与清水相合而下，约二斗余。腹中空快，渐渐气调。至平旦，以薄粥饮少少与之。三日后，再以参术之药调其中气，七日而愈。或曰：用峻急之药，汝家平日所戒。今反用之何也？予对曰：理有当然，不得不然。《内经》曰：水谷入口，则胃实而肠虚，食下则肠实而胃虚。更虚更实，此肠胃传化之理也。今饮食过节，肠胃俱实，胃气不能腐熟，脾气不能运化，三焦之气不能升降，故成伤也。大抵内伤之理，伤之微者，但减食一二日，所伤之物自得消化，此良法也；若伤之稍重者，以药内消之；伤之大重者，以药除下之。《痹论》有云：阴气者，静则神藏，躁则消亡，饮食自倍，肠胃乃伤。今因饮食太过，使阴气躁乱，神不能藏，死在旦夕矣。孟子云：若药不瞑眩，厥疾弗瘳。峻急之

剂，何不可用之有？或者然之。(《卫生宝鉴·卷四》)

◆ 腹痛

参政商公，时年六旬有二，原有胃虚之证。至元己巳夏，上都住，时值六月，霖雨大作，连日不止。因公务劳役过度，致饮食失节，每旦则脐腹作痛，肠鸣自利，须去一二行乃少定，不喜饮食，懒于言语，身体倦困，召予治之。予诊其脉沉缓而弦。参政以年高气弱，脾胃宿有虚寒之证，加之霖雨及劳役饮食失节，重虚中气。《难经》云：饮食劳倦则伤脾。不足而往，有余随之。若岁火不及，寒乃大行，民病骛溏。今脾胃正气不足，肾水必挟木势，反来侮土，乃薄所不胜乘所胜也。此疾非甘辛大热之剂，则不能泻水补土。虽夏暑之时，有用热远热之戒，又云：有假者反之，是从权而治其急也。《内经》云：寒淫于内，治以辛热。干姜、附子辛甘大热，以泻寒水，用以为君；脾不足者，以甘补之，人参、白术、甘草、陈皮苦甘温，以补脾土；胃寒则不欲食，以生姜、草豆蔻辛温治客寒犯胃；厚朴辛温厚肠胃；白茯苓甘平助姜附，以导寒湿；白芍药酸微寒，补金泻木以防热伤肺气为佐也。不数服良愈。

附子温中汤：治中寒腹痛自利，米谷不化，脾胃虚弱，不喜饮食，懒言语，困倦嗜卧。干姜（炮）、附子（炮，去皮脐）各七钱，人参（去芦）、甘草（炙）、白芍药、白茯苓（去皮）、白术各五钱，草豆蔻（面裹煨，去皮）、厚朴（姜制）、陈皮各三钱，上十味吹咀，每服五钱，或一两，水二盏半，生姜五片，煎至一盏三分，去渣，温服，食前。(《卫生宝鉴·卷二十三》)

癸丑春，藁城令张君，年三十有余，身体丰肥，精神康健，饮食倍于常人。太医王彦宝曰：君肥盛如此，若不预服凉药，恐生热疾。张君从之，遂服三一承气汤二两，下利三十余行。异日，觉阴阴腹痛，且不欲食，食而无味，心下痞满，精神困倦。次添胸膈闭塞，时作如刀刺之痛，稍多食则醋心腹胀，不能消化，以此告予。予曰：昔君刚强，饮啖如常，血气周流，循其天度，十二脏之相使，各守所司，神气冲和，身体太平。君自戕贼，冲气败乱而致病如此，虽悔何及？予遂以四君子汤甘温之剂补脾安胃，更加人参、黄芪、升麻升阳补气，戒以慎起居、节饮食。服之月余，胸中快利而痛止。病气虽去，终不复正气，未几三旬中风而死。《灵兰秘典》云：主不明则十二官危，形乃大伤。以此养生则殃，以为天下者，其宗大危，戒之戒之！启玄子云：心不明，邪正一。邪正一，则损益不分。损益不分，则动之凶咎，陷身于羸瘠矣，故形乃大伤。夫主不明，则委于左右。委于左右，则权势妄行。权势妄行，则吏不奉法。吏不奉法，则人民失所，而皆受枉曲矣。且民惟邦本，本固邦宁，本不获安，国将何有？宗庙之主，安得不至于倾危乎？故曰戒之戒之！张君安危不察，损益不分，妄加治疗，以召其祸，可痛也哉！此既往不可咎，后人当以此为明鉴。（《卫生宝鉴·卷三》）

何秀才一女子病，其父谓予曰：年十三时，五月间，因伤冷粉，腹中作痛，遂于市药铺中赎得神芎丸服之。脐腹渐加冷疼，时发时止。今逾七八年不已，何也？答曰：古人云：寒者热之。治寒以热，良医不能废其绳墨而更其道也。据所伤之物，寒也。所攻之药，亦寒也。重寒伤胃，其为冷痛，岂难知哉？凡人之脾胃，喜温而恶冷。况女子幼小，血气尚弱，不任其寒。故阳气潜伏，寒毒留连，久而不除也。治病必先求其本，当用温中养气之药，以救前失。服之月余方愈。呜呼！康子馈药，孔子拜而受之，以未达不敢尝，此保生之重者也。奈何常人命医，拱默而令切脉，以谓能知病否。且脉者，人之血气附行于经络之间。热胜则脉疾，寒胜则脉迟。实则有力，虚则无力。至于所伤何物，岂能别其形象乎？医者不可不审其病源，而主家不可不说其病源。如何氏女子，不以病源告医，而求药于市铺，发药者亦不审其病源，而以药付之，以致七八年之病，皆昧此理也。孙真人云：未诊先问，最为有准。东坡云：只图愈疾，不图困医。二公之语，其有功于世大矣。(《卫生宝鉴·卷三》)

真定一秀士，年三十有一，肌体本弱，左胁下有积气，不敢食冷物，得寒则痛，或呕吐清水，眩运欲倒，目不敢开，恶人烦冗。静卧一二日，及服辛热之剂，则病退。延至甲戌初秋，因劳役及食冷物，其病大作，腹痛不止，冷汗自出，四肢厥冷，口鼻气亦冷，面色青黄不泽，全不得卧，扶几而坐，又兼咳嗽，咽膈不利。故《内经》云：寒气客于小肠膜原之间，络血之中，血滞不得注于大经，血气稽留不得行，故宿昔而成积矣。又寒气客于肠胃，厥逆上出，故痛而呕也。诸寒在内作痛，得炅则痛立止。予与药服之，药不得入，见药则吐，无如之何治之。遂以熟艾约半斤，白纸一张，铺于腹上。纸上摊艾令匀，又以慭葱数枝，批作两半，铺于熟艾上数重。再用白纸一张覆之，以慢火熨斗熨之，冷则易之。若觉腹中热，腹皮暖不禁，以绵三襜，多缝带系之，待冷时方解。初熨时得暖则痛减，大暖则痛止。至夜得睡，翌日再与对证药服之，良愈。故录此熨法以救将来之痛也。(《卫生宝鉴·卷十六》)

高郎中家好收方书，及得效药方，家人有病，自为处治，亦曾有效。中统庚申五月间，弟妇产未满月，食冷酪苦苣及新李数枚，渐觉腹中痛。太夫人以自合槟榔丸七十丸服之，至夜痛尤甚。恐药力未达，又进五十丸，须臾间大吐且泻，其痛增极，肢体渐冷，口鼻气亦冷。急求医疗，未至而卒。后太夫人见予，诉其由，曰：天命耶？药之过耶？君试裁之。予曰：非难知也。凡医治病，虚则补之，实则泻之，此定法也。人以血气为本，今新产血气皆损，胃气虚弱，不能腐熟生硬物，故满而痛也。复以寒剂攻之，又况夏月阴气在内，重寒相合，是大寒气入腹，使阴盛阳绝，其死何疑？《难经》曰：实实虚虚，损不足而益有余。如此死者，医杀之耳，非天命也。太夫人然其言。噫！《曲礼》谓医不三世，不服其药。其慎如此！彼过已往而不可咎，后之用药者，当以此为戒之。（《卫生宝鉴·卷三》）

刘氏子闻人言，腊月晨饮凉水一杯，一月，至春而无目疾，遂饮之。旬余，觉腹中寒痛不任，咳嗽呕吐，全不思食，恶水而不欲见，足胫寒而逆。医以除寒燥热之剂急救之，终不能效。（《卫生宝鉴·卷一》）

镇人李润之，身体肥盛，恐生风疾，至春服搜风丸。月余，便下无度，饮食减少，舌不知味，口干气短，脐腹痛，足胫冷，眩运欲倒，面色青黄不泽，日加困笃，乃告亲知曰：妄服药祸，悔将何及。后添烦躁喘满，至秋而卒。（《卫生宝鉴·卷一》）

◆ **泄泻**

郝道宁友人刘巨源，时年六十有五，至元戊寅夏月，因劳倦饮食不节，又伤冷饮，得疾。医者往往皆以为四时证，治之不愈。逮十日，道宁请太医罗谦甫治之。诊视曰：右手三部脉沉细而微，太阴证也；左手三部脉微浮而弦，虚阳在表也，大抵阴多而阳少。今所苦身体沉重，四肢逆冷，自利清谷，引衣自覆，气难布息，懒语言，此脾受寒湿，中气不足故也。仲景言：下利清谷，急当救里，宜四逆汤温之。《内经》复有用热远热之戒。口干，但欲嗽水不欲咽，早晨身凉而肌生粟，午后烦躁，不欲去衣，昏昏睡而面赤，隐隐红斑见于皮肤，此表实里虚故也。内虚则外证随时而变，详内外之证，乃饮食劳倦，寒伤于脾胃，非四时之证明矣。治病必察其下，今适当大暑之时，而得内寒之病，以标本论之，时为标也，病为本也。用寒则顺时而违本，用热则从本而逆时，此乃寒热俱伤，必当从乎中治。中治者，温之是也。遂以钱氏白术散加升麻，就本方加葛根、甘草以解其斑；少加白术、茯苓以除湿而利其小便也；人参、藿香、木香，安脾胃，进饮食。㕮咀，每服一两煎服，再服斑退而身温，利止而神出。次服异功散、治中汤辛温之剂，一二服，五日得平。止药，主人曰：病虽少愈，勿药可乎？罗君曰：药，攻邪也。《内经》曰：治病以平为期。邪气既去，强之以药，变证随起。不若以饮食调养，待其真气来复，此不药而药、不治而治之理存焉。从之，旬日良愈。噫！谦甫之为医，深究《内经》之旨，以为据依，不为浮议之所摇，胸中了然而无所滞，岂验方而用药者比也？巨源友旧，朝夕往视之，故得其详，不可不录之以为戒。五月二十五日郝道宁谨题。（《卫生宝鉴·卷二十四》）

张秀才者，亦听方士之说，服四生丸推陈致新。服月余，大便或溏或泻，饮食妨阻，怠惰嗜卧，目见黑花，耳闻蝉声，神虚头旋，飘飘然身不能支，至是方知药之误也。遂调饮食，慎起居，谨于保养。三二年间，其证犹存，逾十年后方平复。（《卫生宝鉴·卷一》）

真定路总管刘仲美，年逾六旬，宿有脾胃虚寒之证。至元辛巳闰八月初，天气阴寒，因官事劳役，渴而饮冷，夜半自利两行。平旦召予诊视，其脉弦细而微，四肢冷，手心寒，唇舌皆有褐色，腹中微痛，气短而不思饮食。予思《内经》云：色青者，肝也，肝属木。唇者，脾也，脾属土。木来克土，故青色见于唇也。舌者，心之苗，水挟木势，制火凌脾，故色青见于舌也。《难经》有云：见肝之病，则知肝当传之于脾，故先实其脾气。今脾已受肝之邪矣。洁古先师云：假令五脏胜，各刑己胜，补不胜而泻其胜。重实其不胜，微泻其胜，而以黄芪建中汤加芍药附子主之。且芍药味酸，泻其肝木，微泻其胜；黄芪、甘草甘温，补其脾土，是重实其不胜。桂、附辛热，泻其寒水，又助阳退阴；饴糖甘温，补脾之不足，肝苦急，急食甘以缓之；生姜、大枣辛甘大温，生发脾胃升腾之气，行其荣卫，又能缓其急。每服一两，依法水煎服之，再服而愈。(《卫生宝鉴·卷二十二》)

征南副元帅大忒木儿，年六旬有八，戊午秋征南，予从之。过扬州十里，时仲冬，病自利完谷不化，脐腹冷疼，足胻寒，以手搔之，不知痛痒。尝烧石以温之，亦不得暖。予诊之，脉沉细而微。予思之，年高气弱，深入敌境，军事烦冗，朝暮形寒，饮食失节，多饮乳酪，履于卑湿，阳不能外固，由是清湿袭虚，病起于下，故胻寒而逆。《内经》云：感于寒而受病，微则为咳，盛则为泄为痛。此寒湿相合而为病也，法当急退寒湿之邪，峻补其阳，非灸不能病已。先以大艾炷于气海，灸百壮，补下焦阳虚。次灸三里二穴各三七壮，治胻寒而逆，且接引阳气下行。又灸三阴交二穴，以散足受寒湿之邪，遂处方。云：寒淫所胜，治以辛热。湿淫于外，平以苦热，以苦发之。以附子大辛热助阳退阴，温经散寒，故以为君。干姜、官桂大热辛甘，亦除寒湿；白术、半夏苦辛温而燥脾湿，故以为臣。人参、草豆蔻、炙甘草甘辛大温，温中益气；生姜大辛温，能散清湿之邪；葱白辛温，以通上焦阳气，故以为佐。又云：补下治下，制以急，急则气味厚。故大作剂服之，不数服泻止痛减，足胻渐温。调其饮食，逾十日平复。明年秋，过襄阳，值霖雨，阅旬余，前证复作。再依前灸添阳辅，各灸三七壮，再以前药投之，数服良愈。

加减白通汤：治形寒饮冷，大便自利，完谷不化，脐腹冷痛，足胻寒而逆。附子炮、去皮脐、干姜炮各一两，官桂去皮、甘草炙、半夏汤泡七次、草豆蔻面裹煨、人参、白术各半两；上八味㕮咀，每服五钱，水二盏半生姜五片，葱白五茎，煎一盏三分，去渣，空心宿食消尽，温服。（《卫生宝鉴·卷二十二》）

至元己巳夏六月，予住于上都。金院董彦诚，年逾四旬，因劳役过甚，烦渴不止，极饮湩乳，又伤冷物，遂自利肠鸣腹痛，四肢逆冷，冷汗自出，口鼻气亦冷，六脉如蛛丝，时发昏愦。众太医议之，以葱熨脐下，又以四逆汤五两，生姜二十片，连须葱白九茎，水三升，煮至一升，去渣凉服。至夜半，气温身热，思粥饮，至天明而愈。《玉机真脏论》云：脉细皮寒，气少泄利，饮食不入，此谓五虚。浆粥入胃，则虚者活。信哉！鲁斋许先生闻之，叹曰：病有轻重，方有大小，治有缓急。金院之证，非大方从权急治，则不能愈也。《至真要大论》云：补下治下，制以急，急则气味厚，此之谓也。（《卫生宝鉴·卷六》）

◆ 便秘

丁巳予从军至开州，夏月，有千户高国用谓予曰：父亲年七十有三，于去岁七月间，因内伤饮食，又值霖雨，泻痢暴下数行。医以药止之，不数日又伤又泻。止而复伤，伤而复泄。至十月间，肢体瘦弱，四肢倦怠，饮食减少，腹痛肠鸣。又以李医治之，处以养脏汤。治之数日，泻止后添呕吐。又易以王医，用丁香、藿香、人参（去白）、橘皮、甘草，同为细末，煎生姜数服而呕吐止。延至今正月间，饮食不进，扶而后起，又数日不见大便。

予问医曰，父亲数日不见大便，何以治之？医曰，老官人年过七旬，气血衰弱，又况泻痢半载，脾胃又虚，津液耗少，以麻仁丸润之可也。众亲商议，一亲知曰，冯村牛山人，见证不疑，有果决。遂请治之。诊其脉，问其病证，曰此是风结也。以搜风丸百余丸服之，利下数行而死。予悔恨不已，敢以为问。予曰：未尝亲见，将何以言？高千户退而去。或者曰：予亲见之。细说其证。予曰：人以水谷为本，今年高老人久泻，胃中津液耗少，又重泻之，神将何依？《灵枢经》云：形气不足，病气不足，此阴阳俱不足也，不可泻之，泻之则重不足。重不足则阴阳俱竭，血气皆尽，五脏空虚，筋骨髓枯，老者绝灭，少者不复矣。又曰：上工平气，中工乱脉，下工绝气危生。绝气危生，其牛山人之谓欤！
（《卫生宝鉴·卷二》）

◆ *痢疾*

镇阳有一士人，躯干魁梧而意气雄豪，喜交游而有四方之志，年逾三旬，已入任至五品。出入从骑塞途，姬侍满前，饮食起居，无不如意。不三年，以事罢去，心思郁结，忧虑不已，以致饮食无味，精神日减，肌肤渐至瘦弱，无如之何。遂耽嗜于酒，久而中满，始求医。医不审得病之情，辄以丸药五粒，温水送之，下二十余行。时值初秋，暑热犹盛，因而烦渴，饮冷过多，遂成肠鸣腹痛而为痢疾有如鱼脑，以至困笃，命予治之。诊其脉乍大乍小，其证反覆闷乱，兀兀欲吐，叹息不绝。予料曰：此病难治。启玄子云，神屈故也。以其贵之尊荣，贱之屈辱，心怀慕眷，志结忧惶，虽不中邪，病从内生，血脉虚减，名曰脱营。或曰：愿闻其理。《黄帝针经》有曰：宗气之道，纳谷为宝。谷入于胃，乃传之脉，流溢于中，布散于外。精专者行于经隧，终而复始，常营无已，是为天地之纪。故气始从手太阴起，注于阳明，传流而终于足厥阴，循腹里，入缺盆，下注肺中，于是复注手太阴，此营气之所行也。故日夜气行五十营，漏水下百刻，凡一万三千五百息。所谓变通者并行一数也，故五十营备，得尽天地之寿矣。今病者始乐后苦，皆伤精气。精气竭绝，形体毁阻。暴喜伤阳，暴怒伤阴，喜怒不能自节。盖心为君主，神明出焉，肺为相辅，主行荣卫，制节由之。主贪人欲，天理不明，则十二官相使，各失所司，使道闭塞而不通。由是则经营之气脱去，不能灌溉周身，百脉失其天度，形乃大伤，以此养生则殃。何疑之有焉？（《卫生宝鉴·卷二》）

真定钞库官李提举，年逾四旬，体干魁梧，肌肉丰盛。其僚友师君告之曰：肥人多风证，君今如此，恐后致中风，搜风丸其药推陈致新化痰，宜服之。李从其言，遂合一料，每日服之。至夜下五行，如是半月，觉气短而促。至一月余，添怠惰嗜卧，便白脓，小便不禁，足至膝冷，腰背沉痛，饮食无味，仍不欲食，心胸痞满，时有躁热，健忘，恍惚不安。凡三易医皆无效，因陈其由，请予治之。予曰：孙真人云，药势有所偏助，令人脏气不平。药本攻疾，无病不可饵。平人谷入于胃，脉道乃行；水入于经，其血乃成。水去则荣散，谷消则卫亡。荣散卫亡，神无所依。君本身体康强，五脏安泰，妄以小毒之剂，日下数行。初服一日，且推陈下行，疏积已去，又何推焉？今饮食不为肌肤，水谷不能运化精微，灌溉五脏六腑周身百脉，神将何依？故气短而促者，真气损也；怠惰嗜卧者，脾气衰也；小便不禁者，膀胱不藏也；便下脓血者，胃气下脱也；足胻寒而逆者，阳气微也；时有躁热、心下虚痞者，胃气不能上荣也；恍惚健忘者，神明乱也。《金匮要略》云：不当下而强下之，令人开肠洞泄便溺不禁而死。前证所生非天也，君自取之，治虽粗安，促君命期矣。李闻之，惊恐，汗浃于背，起谓予曰：妄下之过，悔将何及！虽然，君当尽心救其失。予以谓病势过半，命将难痊，固辞而退。至秋疾甚作，医以夺命散下之，躁热喘满而死。《内经》曰：诛罚无过，是谓大惑。如李君者，盖《内经》所谓大惑之人也，卫生君子，可不戒哉？（《卫生宝鉴·卷三》）

◆ 霍乱吐利

提学侍其公，年七十九岁，至元丙寅六月初四日中暑毒，霍乱吐利，昏冒终日，不省人事。时夜方半，请予治之。诊其脉洪大而有力，一息七八至，头热如火，足寒如冰，半身不遂，牙关紧急。予思《内经·五乱篇》中云：清气在阴，浊气在阳，营气顺脉，胃气逆行，乱于胸中，是谓大悗云云。乱于肠胃，则为霍乱，于是霍乱之名，自此而生。盖因年高气弱，不任暑气，阳不维阴则泻，阴不维阳则吐，阴阳不相维，则既吐且泻矣。前贤见寒多以理中丸，热多以五苓散为定法治之。今暑气极盛，阳明得时，况因动而得之，中暑明矣，非甘辛大寒之剂，则不能泻其暑热，坠浮焰之火而安神明也。遂以甘露散甘辛大寒，泻热补气，加白茯苓以分阴阳，约重一两，冰水调灌，渐渐省事而诸证悉去。后慎言语，节饮食。三日，以参术调中汤之剂增减服之，理正气。逾十日后，方平复。（《卫生宝鉴·卷十六》）

◆ 黄疸

完颜正卿，丙寅二月间，因官事劳役，饮食不节，心火乘脾，脾气虚弱，又以恚怒，气逆伤肝，心下痞满，四肢困倦，身体麻木。次传身目俱黄，微见青色颜黑，心神烦乱，怔忡不安，兀兀欲吐，口生恶味，饮食迟化，时下完谷，小便癃闭而赤黑，辰巳间发热，日暮则止，至四月尤盛。其子以危急求予治之，具说其事。诊其脉浮而缓。《金匮要略》云：寸口脉浮为风，缓为痹，痹非中风，四肢苦烦，脾色必黄，瘀热以行。趺阳脉紧为伤脾，风寒相搏，食谷则眩，谷气不消，胃中苦浊，浊气下流，小便不通，阴被其寒，热流膀胱，身体尽黄，名曰谷疸。宜茯苓栀子茵陈汤主之。

茯苓栀子茵陈汤：茵陈叶一钱，茯苓（去皮）五分，栀子仁、苍术（去皮，炒）、白术各三钱，黄芩（生）六分，黄连（去须）、枳实（麸炒）、猪苓（去皮）、泽泻、陈皮、汉防己各二分，青皮（去白）一分，上十三味㕮咀，作一服，用长流水三盏，煎至一盏，去渣，温服，食前。一服减半，二服良愈。

《内经》云：热淫于内，治以咸寒，佐以苦甘。又湿化于火，热反胜之，治以苦寒，以苦泄之，以淡渗之。以栀子、茵陈苦寒，能泻湿热而退其黄，故以为君。《难经》云：井主心下满，以黄连、枳实苦寒，泄心下痞满。肺主气，今热伤其气，故身体麻木，以黄芩苦寒，泻火补气，故以为臣。二术苦甘温，青皮苦辛温，能除胃中湿热，泄其壅滞，养其正气。汉防己苦寒，能去十二经留湿。泽泻咸平，茯苓、猪苓甘平，导膀胱中湿热，利小便而去癃闭也。（《卫生宝鉴·卷十四》）

至元丙寅六月，时雨霖霪，人多病瘟疫。真定韩君祥，因劳役过度，渴饮凉茶，及食冷物，遂病头痛，肢节亦疼，身体沉重，胸满不食，自以为外感伤，用通圣散两服。药后添身体困甚，方命医治之，医以百解散发其汗。越四日，以小柴胡汤二服，后加烦热躁渴。又六日，以三一承气汤下之，躁渴尤甚，又投白虎加人参柴胡饮子之类，病愈增。又易医用黄连解散汤、朱砂膏、至宝丹之类。至十七日后，病势转增传变，身目俱黄，肢体沉重，背恶寒，皮肤冷，心下痞硬，按之而痛，眼涩不欲开，目睛不了了，懒言语，自汗，小便利，大便了而不了。命予治之，诊其脉紧细，按之虚空，两寸脉短不及本位。此证得之因时热而多饮冷，加以寒凉药过度，助水乘心，反来侮土，先因其母，后薄其子。经云：薄所不胜乘所胜也。时值霖雨，乃寒湿相合，此为阴证发黄明也，予以茵陈附子干姜汤主之。《内经》云：寒淫于内，治以甘热，佐以苦辛。湿淫所胜，平以苦热，以淡渗之，以苦燥之。附子、干姜辛甘大热，散其中寒，故以为主。半夏、草豆蔻辛热，白术、陈皮苦甘温，健脾燥湿，故以为臣。生姜辛温以散之，泽泻甘平以渗之，枳实苦微寒，泄其痞满，茵陈苦微寒，其气轻浮，佐以姜附，能去肤腠间寒湿而退其黄，故为佐使也。煎服一两，前证减半，再服悉去。又与理中汤服之，数日气得平复。或者难曰：发黄皆以为热，今暑隆盛之时，又以热药治之，何也？予曰：理所当然，不得不然。成无己云：阴证有二。一者始外伤寒邪，阴经受之，或因食冷物伤太阴经也。二者始得阳证，以寒治之，寒凉过度，变阳为阴也。今君祥因天令暑热，冷物伤脾，过服寒凉，阴气大胜，阳气欲绝，加以阴雨，寒湿相合，发而为黄也，仲景所谓当于寒湿中求之。李思顺云：解之而寒凉过剂，泻之而逐寇伤君，正以此也。圣贤之制，岂敢越哉？或者曰：洁古之学，有自来矣。

　　茵陈附子干姜汤：治因凉药过剂，变为阴证，身目俱黄，四肢皮肤冷，心下痞硬，眼涩不欲开，自利蜷卧。附子（炮，去皮脐），干姜（炮）二钱、茵陈一钱二分，白术四分，草豆蔻（面裹煨）一钱，白茯苓（去皮）三分，枳实（麸炒）、半夏（汤泡七次）、泽泻各半钱，陈皮三分（去白），上十味㕮咀，为一服，水一

盏半，生姜五片，煎至一盏，去渣，凉服，不拘时候。（《罗卫生宝鉴·卷二十三》）

◆ **积聚**

真定王君用，年一十九岁，病积，脐左连胁如覆杯，腹胀如鼓，多青络脉，喘不能卧。时值暑雨，加之自利完谷，日晡潮热，夜有盗汗，以危急来求。予往视之，脉得浮数，按之有力，谓病家曰：凡治积，非有毒之剂攻之则不可，今脉虚弱如此，岂敢以常法治之？遂投分渗益胃之剂，数服而清便自调。杂以升降阴阳，进食和气，而腹大减，胃气稍平，间以削之，不月余良愈。先师尝曰：洁古老人有云，养正积自除，犹之满坐皆君子，纵有一小人，自无容地而出。今令真气实，胃气强，积自消矣。洁古之言，岂欺我哉？《内经》云：大积大聚，衰其大半而止。满实中有积气，大毒之剂尚不可过，况虚中有积者乎？此亦治积之一端也。邪正虚实，宜精审焉。（《卫生宝鉴·卷十四》）

◆ **头痛**

杨参谋名德，字仲实，年六十一岁。壬子年二月间，患头痛不可忍，昼夜不得眠，郎中曹通甫邀予视之。其人云：近在燕京，初患头昏闷微痛，医作伤寒解之。汗出后，痛转加，复汗解，病转加而头愈痛，遂归。每过郡邑，召医用药一同，到今痛甚不得安卧，恶风寒而不喜饮食。诊其六脉弦细而微，气短而促，语言而懒。《内经》云：春气者，病在头。年高气弱，清气不能上升头面，故昏闷。此病本无表邪，因发汗过多，清阳之气愈亏损，不能上荣，亦不得外固，所以头苦痛而恶风寒，气短弱而不喜食，正宜用顺气和中汤。此药升阳而补气，头痛自愈。

顺气和中汤：黄芪一钱半，人参一钱，甘草（炙）七分，白术、陈皮、当归、白芍各五分，升麻、柴胡各三分，细辛、蔓荆子、川芎各二分，上㕮咀，作一服，水二盏煎至一盏，去渣温服，食后服之。一服减半，再服痊愈。

《内经》云：阳气者，卫外而为固也。今年高气弱，又加发汗，卫外之气愈损，故以黄芪甘温补卫实表为君。人参甘温，当归辛温，补血气，白芍酸寒，收卫气，而为臣。白术、陈皮、炙甘草苦甘温，养胃气，生发阳气，上实皮毛，肥腠理，为佐。柴胡、升麻苦平，引少阳阳明之气上升，通百脉，灌溉周身者也；川芎、蔓荆子、细辛辛温，体轻浮，清利空窍，为使也。（《卫生宝鉴·卷九》）

◆ 头昏

杨郎中之内五十一岁，身体肥盛。己酉春，患头目昏闷，面赤热多，服清上药不效，请予治之，诊其脉洪大而有力。《内经》云：面热者，足阳明病。《脉经》云：阳明经气盛有余，则身已前皆热。况其人素膏粱，积热于胃，阳明多血多气，本实则风热上行，诸阳皆会于头，故面热之病生矣。先以调胃承气汤七钱、黄连二钱、犀角一钱，疏利三两行，彻其本热。次以升麻加黄连汤去经络中风热上行，如此则标本之病邪俱退矣。

升麻加黄连汤：升麻、葛根各一钱，白芷、黄连各七分，甘草（炙）、草豆蔻仁、人参各五分，黑附（炮）七分，益智三分，上九味㕮咀，作一服，水三盏，连须葱白同煎至一盏，去渣，温服，数服良愈。（《卫生宝鉴·卷九》）

◆ 眩晕

参政杨公七旬有二，宿有风疾。于至元戊辰春，忽病头旋眼黑，目不见物，心神烦乱，兀兀欲吐，复不吐，心中如懊悚之状，头偏痛，微肿而赤色，腮颊亦赤色，足胻冷，命予治之。予料之，此少壮之时喜饮酒，久积湿热于内，风痰内作，上热下寒，是阳不得交通，否之象也。经云：治热以寒。虽良工不敢废其绳墨而更其道也。然而病有远近，治有轻重。参政今年高气弱，上焦虽盛，岂敢用寒凉之剂损其脾胃。经云：热则疾之。又云：高巅之上，射而取之。予以三棱针约二十余处刺之，其血紫黑，如露珠之状，少顷，头目便觉清利，诸证悉减。遂处方。

云：眼黑头旋，虚风内作，非天麻不能除。天麻苗谓之定风草，此草独不为风所摇，故以为君。头偏痛者，乃少阳也，非柴胡、黄芩（酒制）不能治，黄连苦寒酒炒，以治上热，又为因用，故以为臣。橘皮苦辛温，炙甘草甘温补中益气，为佐。生姜、半夏辛温，能治风痰，茯苓甘平利小便，导湿热引而下行，故以为使。服之数服，邪气平，生气复而安矣。

天麻半夏汤：治风痰内作，胸膈不利，头旋眼黑，兀兀欲吐，上热下寒，不得安卧。天麻、半夏各一钱，橘皮（去白）、柴胡各七分，黄芩（酒制，炒）、甘草、白茯苓、前胡各五分，黄连三分（去须），上九味㕮咀，都为一服，水二盏，生姜三片，煎至一盏，去渣，温服食后。忌酒面生冷物。（《卫生宝鉴·卷二十二》）

◆ 中风

顺德府张安抚，字耘夫，年六十一岁，于己未闰十一月初患风证。半身不遂，语言謇涩，心神昏愦，烦躁自汗，表虚恶风，如洒冰雪，口不知味，鼻不闻香臭，闻木音则惊悸，小便频多，大便结燥。若用大黄之类下之，却便饮食减少不敢用，不然则满闷。昼夜不得瞑目而寐，最苦，于此约有三月余。凡三易医，病全不减。至庚申年三月初七日，又因风邪，加之痰嗽，咽干燥，疼痛不利，唾多，中脘气痞似噎。予思《内经》有云：风寒伤形，忧恐忿怒伤气，气伤脏乃病，脏病形乃应。又云：人之气以天地之疾风名之。此风气下陷入阴中，不能生发上行，则为病矣。又云：形乐志苦，病生于脉。神先病也，邪风加之。邪入于经，动无常处。前证互相出见，治病必求其本，邪气乃覆。论时月则宜升阳，补脾胃，泻风木；论病则宜实表里，养卫气，泻肝木，润燥，益元气，慎喜怒，是治其本也。宜以加减冲和汤治之。

加减冲和汤：柴胡、黄芪各五分，升麻、当归、甘草（炙）各三分，半夏、黄柏、黄芩、人参、陈皮、芍药各二分，上十一味，㕮咀，作一服，水二盏，煎至一盏，去渣，温服。如自汗，加黄芪半钱；嗽者，加五味子二十粒。（《卫生宝鉴·卷八》）

太尉忠武史公，年六十八岁，于至元戊辰十月初，侍国师于圣安寺丈室中。煤炭火一炉在左侧边，遂觉面热，左颊微有汗。师及左右诸人皆出，因左颊疏缓，被风寒客之，右颊急，口㖞于右，脉得浮紧，按之洪缓。予举医学提举忽君吉甫专科针灸，先于左颊上灸地仓穴一七壮，次灸颊车穴二七壮，后于右颊上热手熨之，议以升麻汤加防风、秦艽、白芷、桂枝（即秦艽升麻汤，编者注）发散风寒，数服而愈。或曰：世医多以续命汤等药治之，今君用升麻汤加四味，其理安在？对曰：足阳明经起于鼻，交頞中，循鼻外，入上齿中，手阳明经亦贯于下齿中，况两颊皆属阳明。升麻汤乃阳明经药，香白芷又行手阳明之经，秦艽治口噤，防风散风邪，桂枝实表而固荣卫，使邪不能再伤，此其理也。夫病有标本经络之别，药有气味厚薄之殊，察病之源，用药之宜，其效如桴鼓之应。不明经络所过，不知药性所在，徒执一方，不惟无益，而又害之者多矣。学者宜精思之。（《卫生宝鉴·卷八》）

秦艽升麻汤：治中风手足阳明经口眼㖞斜，恶风恶寒，四肢拘急。升麻、葛根、甘草（炙）、芍药、人参各半两，秦艽、白芷、防风、桂枝各三钱，上㕮咀，每服一两，水二盏，连须葱白三茎，长二寸，约至一盏，去渣，稍热服。食后服药毕，避风寒处卧，得微汗出则止。

有曹通甫外郎妻萧氏，六旬有余，孤寒无依。春月忽患风疾，半身不遂，语言謇涩，精神昏愦，口眼㖞斜，与李仲宽证（指中风，编者注）同。予刺十二经井穴，接其经络不通，又灸肩井、曲池。详病时月，处药服之，减半。予曰：不须服药，病将自愈。明年春，张子敬郎中家见行步如故。予叹曰：夫人病全得不乱服药之力。由此论李仲宽乱服药，终身不救。萧氏贫困，恬憺自如获安。《内经》曰：用药无据，反为气贼，圣人戒之。一日，姚雪斋举许先生之言曰：富贵人有二事反不如贫贱人，有过恶不能匡救，有病不能医疗。噫！其李氏之谓欤！（《卫生宝鉴·卷二》）

真定府临济寺赵僧判，于至元庚辰八月间患中风，半身不遂，精神昏愦，面红颊赤，耳聋鼻塞，语言不出，诊其两手六脉弦数。尝记洁古有云：中脏者多滞九窍，中腑者多著四肢。今语言不出，耳聋鼻塞，精神昏愦，是中脏也；半身不遂，是中腑也。此脏腑俱受病邪。先以三化汤一两，内疏三两行，散其壅滞，使清气上升，充实四肢。次与至宝丹，加龙骨、南星，安心定志养神治之，使各脏之气上升，通利九窍。五日音声出，语言稍利，后随四时脉证加减，用药不匀，即稍能行步。日以绳络其病脚，如履阈或高处，得人扶之方可逾也。又刺十二经之井穴，以接经络。翌日

不用绳络，能行步。几百日大势尽去，戒之慎言语，节饮食，一年方愈。(《卫生宝鉴·卷八》)

中书左丞张仲谦，年五十二岁，至元戊辰春正月，在大都患风证，半身麻木。一医欲汗之，未决可否，命予决之。予曰：治风当通因通用，汗之可也。然此地此时，虽交春令，寒气独存，汗之则虚其表，必有恶风寒之证。仲谦欲速瘥，遂汗之，身体轻快。后数日，再来邀予视之曰：果如君言，官事繁剧，不敢出门，当如之何？予曰：仲景云，大法夏宜汗，阳气在外故也。今时阳气尚弱，初出于地，汗之则使气亟夺，卫气失守，不能肥实腠理，表上无阳，见风必大恶矣。《内经》曰：阳气者卫外而为固也。又云：阳气者，若天与日，失其所，则折寿而不彰。当汗之时，犹有过汗之戒，况不当汗而汗者乎？遂以黄芪建中汤加白术服之，滋养脾胃，生发荣卫之气，又以温粉扑其皮肤，待春气盛，表气渐实，即愈矣。《内经》曰：化不可代，时不可违。此之谓也。(《卫生宝鉴·卷二十三》)

国信副使覃公中四十九岁，至元丙寅春，病脐腹冷疼，完谷不化，足胻寒而逆，皮肤不仁，精神困弱。诊其脉沉细而微，遂投以大热甘辛之剂，及灸气海百壮，三里二穴各三七壮，阳辅各二七壮。三日后，以葱熨，灸疮皆不发。复灸前穴依前壮数，亦不发。十日后，疮亦更不作脓，疮口皆干。癸丑岁初，予随朝承应，冬屯于瓜忽都地面，学针于窦子声先生。因询穴腧，曰：凡用针者，气不至而不效，灸之亦不发。大抵本气空虚，不能作脓，失其所养故也。更加不慎，邪气加之，病必不退。异日因语针灸科忽教授，亦以为然。

至元戊辰春，副使除益都府判，到任未几时，风疾，半身麻木，自汗恶风，妄喜笑，又多健忘，语言微涩。医以续命汤复发其汗，津液重竭，其证愈甚，因求医还家。日久神气昏愦，形容赢瘦，饮食无味，便溺遗失，扶而后起，屡易医药，皆不能效。因思《内经》云：阳气者，若天与日，失其所，则折寿而不彰。今因此病，而知子声先生之言矣。或云：副使肥甘足于口，轻暖足于体，使令足于前，所为无不如意，君言失其所养，何也？予曰：汝言所养，养口体者也，予论所养，养性命者也。且覃氏壮年得志，不知所养之正，务快于心，精神耗散，血气空虚，因致此疾。《灵枢经》云：人年十岁，五脏始定，血气已通，其气在下，故好走；二十岁血气始盛，肌肉方长，故好趋；三十岁五脏大定，肌肉坚，血气盛满，故好步；四十岁五脏六腑十二经脉，皆大盛以平定，腠理始疏，华荣颓落，发颇斑白，平盛不摇，故好坐；五十岁肝气始衰，肝叶始薄，胆汁始减，目始不明；六十岁心气始衰，善忧悲，血气懈惰，故好卧；七十岁脾气始衰，皮肤已枯；八十岁肺气衰，魄魂散离，故言善误；九十岁肾气焦脏枯，经脉空虚；百岁五脏皆虚，神气皆去，形骸独居而终矣。盖精神有限，嗜欲无穷，轻丧性命，一失难复，其覃氏之谓欤！（《卫生宝鉴·卷二》）

北京按察书吏李仲宽，年逾五旬，至元己巳春，患风证。半身不遂，四肢麻痹，言语謇涩，精神昏愦。一友处一法，用大黄半斤，黑豆三升，水一斗，同煮豆熟，去大黄，新汲水淘净黑豆，每日服二三合，则风热自去。服之过半，又一友云：通圣散、四物汤、黄连解毒汤，相合服之，其效尤速。服月余，精神愈困。遂还真定，归家养病。亲旧献方无数，不能悉录。又增喑哑不能言，气冷手足寒。命予诊视，细询前由，尽得其说。予诊之，六脉如蛛丝细。予谓之曰：夫病有表里虚实寒热不等，药有君臣佐使大小奇偶之制。君所服药无考凭，故病愈甚。今为不救，君自

取耳。未几而死。(《卫生宝鉴·卷二》)

◆ 水肿

至元戊寅五月间，霖淫积雨不止。鲁斋许平仲先生，时年五十有八，面目肢体浮肿，大便溏多，腹胀肠鸣，时痛，饮食短少，命予治之，脉得弦细而缓。先生曰：年壮时多曾服牵牛大黄药，面目四肢，时有浮肿。今因阴雨，故大发。予曰：营运之气，出自中焦。中焦者，胃也。胃气弱不能布散水谷之气，荣养脏腑经络皮毛，气行而涩为浮肿，大便溏多而腹胀肠鸣，皆湿气胜也。四时五脏，皆以胃气为本。五脏有胃气，则和平而身安。若胃气虚弱，不能运动，滋养五脏，则五脏脉不和平。本脏之气盛者，其脉独见，轻则病甚，过则必死。故经曰：真脏之脉弦，无胃气则死。先生之疾，幸而未至于甚，尚可调补。人知服牵牛、大黄，为一时之快，不知其为终身之害也。遂用平胃散加白术、茯苓、草豆蔻仁，数服而肠胀、溏泻、肠鸣、时痛皆愈，饮食进，止有肢体浮肿，以导滞通经汤主之，良愈。

导滞通经汤：治脾湿有余，及气不宣通，面目手足浮肿。木香、白术、桑白皮、陈皮各五钱，茯苓（去皮）一两，上吹咀，每服五钱，水二盏，煎至一盏，去渣，温服，空心食前。《内经》曰：湿淫所胜，平以甚热，以苦燥之，以淡泄之。陈皮苦温，理肺气，去气滞，故以为主。桑白皮甘寒，去肺中水气水肿肺胀，利水道，故以为佐。木香苦辛温，除肺中滞气；白术苦甘温，能除湿和中，以苦燥之；白茯苓甘平，能止渴、除湿、利小便，以淡泄之，故以为使也。(《卫生宝鉴·卷十四》)

◆ **淋证**

中统三年六月中，黄明之小便淋，茎中痛不可忍，相引胁下痛，制此（参苓琥珀汤，编者注）服之，大效。

参苓琥珀汤：人参五分，茯苓（去皮）四分，川楝子（去核，锉炒）一钱，琥珀三分，生甘草一钱，玄胡索七分，泽泻、柴胡、当归梢各三分，上九味㕮咀，都作一服，用长流水三盏，煎至一盏，去渣，温服，空心食前。（《卫生宝鉴·卷十七》）

◆ **癃闭**

至元己巳上都住，夏月，太保刘仲晦使引进史柔明来曰：近一两月，作伴数人，皆有淋疾，是气运使然，是水土耶？予思之，此间别无所患，此疾独公所有之，殆非运气水土使然。继问柔明近来公多食甚物。曰：宣使赐木瓜百余对，遂多蜜煎之。每客至，以此待食，日三五次。予曰：淋由此也。《内经》曰：酸多食之令人癃。可与太保言之，夺饮则已。一日，太保见予问曰：酸味致淋，其理安在？予曰：小便主气。《针经》云：酸入于胃，其气涩以收。上之两焦，弗能出入也。不出则留胃中，胃中和温则下注膀胱之胞。胞薄以懦，得酸则缩绻，约而不通，水道不行，故癃而涩，乃作淋也。又曰：阴之所生，本在五味。阴之五宫，伤在五味。五味口嗜而欲食之，必自裁制，勿使过焉。五味过则皆能伤其正，岂止酸味耶？太保叹曰：凡为人子不可不知医。信哉！（《卫生宝鉴·卷二》）

◆ **尿频**

中书右丞合剌合孙，病小便数而欠，日夜约去二十余行，脐腹胀满，腰脚沉重，不得安卧。至元癸未季春下旬，予奉圣旨治之，遂往诊视，脉得沉缓，时时带数。尝记小便不利者有三，不可一概而论也。若津液偏渗于肠胃，大便泄泻，而小便涩少，一也，宜分利而已；若热搏下焦津液，则热湿而不行，二也，必渗泄则愈；若脾胃气涩，不能通利水道下输膀胱而化者，三也，可顺气令施化而出也。今右丞平素膏粱，湿热内蓄，不得施化，膀胱窍涩，是以起数而见少也，非渗泄分利，则不能快利，遂处一方，名曰茯苓琥珀汤。《内经》曰：甘缓而淡渗。热搏津液内蓄，脐胀腹满，当须缓之泄之，必以甘淡为主，是用茯苓为君。滑石甘寒，滑以利窍，猪苓、琥珀之淡以渗泄而利水道，故用三味为臣。脾恶湿，湿气内蓄，则脾气不治，益脾胜湿，必用甘为助，故以甘草、白术为佐。咸入肾，咸味下泄为阴，泽泻之咸以泻伏水；肾恶燥，急食辛以润之，津液不行，以辛散之，桂枝味辛，散湿润燥，此为因用，故以二物为使。煎用长流甘澜水，使不助其肾气，大作汤剂，令直达于下而急速也。两服减半，旬日良愈。

茯苓琥珀汤：茯苓（去皮）、琥珀、白术各半两，泽泻一两，滑石七钱，木猪苓半两（去皮），甘草（炙）、桂（去皮）各三钱，上八味为末，每服五钱，用长流甘澜水煎一盏，调下，空心食前，待少时，以美膳压之。(《卫生宝鉴·卷十七》)

◆ 血证

经历晋才卿，膏粱而饮，至春病衄。医曰：诸见血者为热。以清凉饮子投之，即止。越数日，其疾复作。医又曰：药不胜病故也。遂投黄连解毒汤，既而或止，止而复作。易医数回，皆用苦寒之剂，俱欲胜其热而已，然终不愈。而饮食起居，浸不及初。肌寒而时躁，言语无声，口气臭秽，恶如冷风，然其衄之余波，则未绝也。或曰：诸见血者热。衄，热也。热而寒之，理也。今不惟不愈而反害之，何哉？《内经》曰以平为期，又言下工不可不慎也。彼惟知见血为热，而以苦寒攻之，抑不知苦泻土。土，脾胃也。脾胃，人之所以为本者。今火为病而泻其土，火固未尝除而土已病矣。土病则胃虚，胃虚则营气不能滋荣百脉，元气不循天度，气随阴化而无声肌寒也。意粗工嘻嘻以为可治，热病未已，寒病复起。此之谓也。（《卫生宝鉴·卷二》）

真定总管史侯男十哥，年四十有二，肢体本瘦弱。于至元辛巳，因收秋租，佃人致酒，味酸不欲饮，勉饮三两杯，少时腹痛，次传泄泻无度，日十余行。越十日，便后见血，红紫之类，肠鸣腹痛，求医治之。曰：诸见血皆以为热。用芍药柏皮丸治之，不愈。仍不欲食，食则呕酸，形体愈瘦，面色青黄不泽，心下痞，恶冷物，口干，时有烦躁，不得安卧，请予治之，具说其由。诊得脉弦细而微迟，手足稍冷。《内经》云：结阴者便血一升，再结二升，三结三升。经云：邪在五脏，则阴脉不和。阴脉不和，则血留之。结阴之病，阴气内结，不得外行，无所禀，渗入肠间，故便血也。宜以平胃地榆汤治之。

平胃地榆汤：苍术一钱，升麻一钱，黑附子（炮）一钱，地榆七分，陈皮、厚朴、白术、干姜、白茯苓、葛根各半钱，甘草（炙）、益智仁、人参、当归、神曲（炒）、白芍药各三分，上十六味，作一服，水二盏，生姜三片，枣子二个，煎至一盏，去渣，温服，食前。此药温中散寒，除湿和胃。

服之数服，病减大半。仍灸中脘三七壮，乃胃募穴，引胃上升，滋荣百脉。次灸气海百余壮，生发元气，灸则强食生肉。又以还少丹服之，则喜饮食，添肌肉。至春再灸三里二七壮，壮脾温胃，生发元气，此穴乃胃之合穴也。改服芳香之剂，戒以慎言

语、节饮食，良愈。(《卫生宝鉴·卷十六》)

华严寺和上座代史侯出家，年未四十。至元癸酉四月间，因澡浴大汗出，还寺剃头，伤风寒，头疼，四肢困倦，就市中购通圣散服之。又发之汗，头疼少减。再日复作，又以通圣散发之。发汗数回，反添劳动喘促，自汗恶风，咳而有血，懒于言语，饮食减少。求医治之，医与药，多以生姜为引子。至六月间，精神愈困，饮食减少，形体羸瘦，或咳或唾红血极多，扶而后起。请予治之，具说前由。诊其脉，浮数七八至，按之无力。予曰：不救矣。或曰：何谓不救？《内经》曰：血之与汗，异名而同类，夺汗者无血，夺血者无汗。《金匮要略》云：肺痿之病，从何而得之？师曰：或从汗出，又被快药下利，重亡津液，故得之。今肺气已虚，又以辛药泻之，重虚其肺，不死何待？《藏气法时论》曰：肺欲收，急食酸以收之。用酸补之，辛泻之，盖不知《内经》之旨。仲景云：祸术浅狭，懵然不知病源为治，乃误发汗吐下之相反，其祸至速。世上之士，但务彼翕习之荣，而莫见此倾危之败，惟明者居然能识其本。近取诸身，夫何远之有焉？其僧不数日果亡。(《卫生宝鉴·卷二》)

◆ 汗证

刑部侍郎王立甫之婿，年二十五岁，至元丁卯十一月间，困劳役忧思烦恼，饮食失节而病。时发躁热，肢体困倦，盗汗湿透其衾，不思饮食，气不足一息，面色青黄不泽。请予治之，具说前证。诊其脉，浮数而短涩，两寸极小。予告曰：此危证也，治虽粗安，至春必死，当令亲家知之。夫人不以为然，遂易医。至正月躁热而卒。异日，立甫同外郎张介夫来谓予曰：吾婿果如君言，愿闻其理。予曰：此非难知也。《内经》曰，主胜逆，客胜从，天之道也。盖时令为客，人身为主。冬三月人皆惧寒，独渠躁热盗汗，是令不固其阳，时不胜其热。天地时令，尚不能制，药何能为？冬乃闭藏之月，阳气当伏于九泉之下，至春发为雷，动为风，鼓坼万物，此奉生之道也。如冬藏不固，则春生不茂，又有疫疠之灾。且人身阳气，亦当伏潜于内，不敢妄扰，无泄皮肤，使气亟夺，此冬藏之应也。令婿汗出于闭藏之月，肾水已涸，至春何以生木？阳气内绝，无所滋荣，不死何待？二君乃叹息而去。（《卫生宝鉴·卷二》）

◆ **消渴**

古廉韩子玉父，年逾六旬有三，病消渴。至冬添躁热，须裸袒，以冰水喷胸腋乃快。日食肉面数回，顷时即饥，如此月余，命予治疗。诊得脉沉细而疾，予以死决之。子玉及弟泣跪予前曰：病固危笃，君尽心救治，则死而无悔。予答曰：夫消之为病，其名不一，曰食亦，曰消中，曰宣疾，此膏粱之所致也。阳明化燥火，津液不能停，自汗，小便数，故饮一溲二。胃热则消谷善饥，能食而瘦。王叔和云，多食亦饥，虚是也。此病仲景所谓春夏剧，秋冬瘥，时制故也。令尊今当差之时反剧，乃肾水干涸不能制其心火，而独旺于不胜之时。经曰，当所胜之时而不能制，名曰真强，乃孤阳绝阴者也。且人之身为主，天令为客，此天令大寒，尚不能制其热，何药能及？《内经》曰，主胜逆，客胜从。正以此也。设从君治疗，徒劳而已。固辞而归。遂易医与灸，不数日而卒。其后子玉感予之诚，相好愈厚。（《卫生宝鉴·卷二》）

◆ **痹证**

真定府张大，年二十有九，素好嗜酒。至元辛未五月间，病手指节肿痛，屈伸不利，膝膑亦然，心下痞满，身体沉重，不欲饮食，食即欲吐，面色痿黄，精神减少。至六月间，来求予治之。诊其脉沉而缓，缓者脾也。《难经》云：输主体重节痛，输者脾之所主。四肢属脾，盖其人素饮酒，加之时助，湿气大胜，流于四肢，故为肿痛。《内经》云：诸湿肿痛，皆属脾土。仲景云：湿流关节，肢体烦痛。此之谓也。宜以大羌活汤主之。《内经》云：湿淫于内，治以苦温，以苦发之，以淡渗之。又云：风能胜湿。羌活、独活苦温，透关节而胜湿，故以为君；升麻苦平，威灵仙、防风、苍术苦辛温，发之者也，故以为臣；血壅而不流则痛，当归辛温以散之；甘草甘温，益气缓中；泽泻咸平，茯苓甘平，导湿而利小便，以淡渗之也，使气味相合，上下分散其湿也。

大羌活汤：羌活、升麻各一钱，独活七分，苍术、防风（去芦）、威灵仙（去芦）、白术、当归、白茯苓（去皮）、泽泻各半钱，上十味哎咀，作一服，水二盏，煎至一盏，去渣温服，食前一服，食后一服。忌酒面生冷硬物。（《卫生宝鉴·卷二十三》）

◆ **脚气**

中书粘合公，年四旬有余，躯干魁梧。丙辰春，从征至扬州北之东武隅，脚气忽作，遍身肢体微肿，其痛手不能近，足胫尤甚，履不任穿，跣以骑马，控两镫而以竹器盛之，以困急来告。予思《内经》有云：饮发于中，胕肿于上。又云：诸痛为实。血实者宜决之，以三棱针数刺其肿上，血突出高二尺余，渐渐如线流于地，约半升许，其色紫黑。顷时肿消痛减，以当归拈痛汤重一两半服之，是夜得睡，明日再服而愈。《本草十剂》云：宣可去壅，通可去滞。《内经》云：湿淫于内，治以苦温。羌活苦辛，透关节而胜湿，防风甘辛温，散经络中留湿，故以为主。水性润下，升麻、葛根苦辛平，味之薄者，阴中之阳，引而上行以苦发之也。白术苦甘温，和中胜湿，苍术体轻浮，气力雄壮，能去皮肤腠理间湿，故以为臣。夫血壅而不流则痛，当归身辛温以散之，使血气各有所归。人参、甘草甘温，补脾胃，养正气，使苦剂不能伤胃。仲景云：湿热相合，肢节烦疼。苦参、黄芩、知母、茵陈苦寒，乃苦以泄之者也，凡酒制炒以为因用。治湿不利小便，非其治也。猪苓甘温平，泽泻咸平，淡以渗之，又能导其留饮，故以为佐。气味相合，上下分消其湿，使壅滞之气得宣通也。

当归拈痛汤：治湿热为病，肢体烦疼，肩背沉重，胸膈不利，下注于胫，肿痛不可忍。甘草（炙）、茵陈蒿（酒炒）、酒黄芩、羌活各半两，防风、知母（酒洗）、猪苓（去皮）、泽泻、当归身各三钱，苦参（酒洗）、升麻、黄芩（炒）、人参、葛根、苍术各二钱，白术一钱半，上咬咀，每服一两，水二盏半，先以水拌湿，候少时煎至一盏，去渣，温服，食前。待少时，美膳压之。（《卫生宝鉴·卷二十二》）

妇科医案

◆ 痛经

一妇人血气凝疼痛，数服便效。

通经丸：治妇人室女月水不调，疼痛，或成血瘕。桂心、川乌头、桃仁、当归、广茂（炮）、干姜（炮）、川椒（炒出汗）、大黄（煨）、青皮（去白）各等分，上九味为末，每一两用四钱，以米醋熬成膏，和余药六钱入臼中，杵千下，可丸，则丸如桐子大。每服二十丸，淡醋汤送下，加至三十丸，温酒亦得。（《卫生宝鉴·卷十八》）

◆ 闭经

一妇人病经血半年不通，因见涂中余渣汁（即生地黄汤用法，将生地黄取汁饮服。编者注），以为弃去，言可惜，辄饮数杯，其经即通。（《卫生宝鉴·卷十》）

◆ 热入血室

一妇人患热入血室证，医者不识，用补血调气血药治之，数日遂成血结胸。或劝用前药，予曰：小柴胡用已迟，不可行也。无已，则有一方，可刺期门矣。予不能针，请善针者治之，如言而愈。或问：热入血室，何为而成结胸也？予曰：邪气传入经络，与正气相搏，上下流行。遇经水适来适断，邪气乘虚入于血室，血为邪所迫，入于肝经。肝受邪则谵语而见鬼，复入膻中，则血结于胸中。何以言之？妇人平居，水养木，血养肝，方未受孕，则下行之为月水，既妊则中畜之以养胎，及已产则上壅之以为乳汁，皆血也。今邪逐血，并归于肝经，聚于膻中，结于乳下，故手触之则痛，非药可及，故当刺期门也。（《卫生宝鉴·卷十八·妇人门》）

儿科医案

◆ 痫证

魏敬甫之子四岁，一长老摩顶授记，众僧念咒，因而大恐，遂惊搐，痰涎壅塞，目多白睛，项背强急，喉中有声，一时许方省。后每见衣皂之人辄发。多服朱、犀、龙、麝镇坠之药，四十余日，前证仍在，又添行步动作神思如痴，命予治之。诊其脉沉弦而急。《黄帝针经》云：心脉满大，痫瘛筋挛；又肝脉小急，痫瘛筋挛。盖小儿血气未定，神气尚弱，因而惊恐，神无所依，又动于肝，肝主筋，故痫瘛筋挛。病久气弱小儿，易为虚实，多服镇坠寒凉之药，复损其气，故行步动作如痴。《内经》云：暴挛痫眩，足不任身，取天柱穴者是也。天柱穴乃足太阳之脉所发，阳痫附而行也。又云：癫痫瘛疭，不知所苦，两跷主之，男阳女阴。洁古老人云：昼发取阳跷申脉，夜发取阴跷照海，先各灸二七壮。阳跷申脉穴，在外踝下容爪甲白肉际陷中；阴跷照海穴，在足内踝下陷中是也。次与沉香天麻汤，服三剂而痊愈。

沉香天麻汤：沉香、川乌（炮，去皮）、益智各二钱，甘草一钱半（炙），姜屑一钱半，独活四钱，羌活五钱，天麻、黑附子（炮，去皮）、半夏（泡）、防风各三钱，当归一钱半，上十二味咬咀，每服五钱，水二盏，姜三片，煎一盏温服，食前。忌生冷硬物、寒处坐卧。

《素问·举痛论》云：恐则气下，精竭而上焦闭。又曰：从下上者，引而去之。以羌活、独活苦温，味之薄者，阴中之阳，引气上行，又入太阳之经为引用，故以为君。天麻、防风辛温以散之，当归、甘草辛甘温，以补气血不足，又养胃气，故以为臣。黑附、川乌、益智大辛温，行阳退阴，又治客寒伤胃。肾主五液，入脾为涎，以生姜、半夏燥湿化痰。《十剂》云：重可去怯。以沉香辛温体重，清气去怯安神，故以为使。气味相合，升阳补胃，恐怯之气自得而平矣。（《卫生宝鉴·卷九》）

◆ **抽搐**

中山王知府次子薛里，年十三岁，六月十三日暴雨方过，池水泛溢，因而戏水，衣服尽湿，其母责之。至晚，觉精神昏愦，怠惰嗜卧。次日，病头痛身热，腿脚沉重。一女医用和解散发之，闭户塞牖，覆以重衾，以致苦热不胜禁，遂发狂言，欲去其衾。明日，寻衣撮空，又以承气汤下之。下后语言渐不出，四肢不能收持，有时项强，手足瘛疭，搐急而挛，目左视而白睛多，口唇肌肉蠕动，饮食减少，形体羸瘦。命予治之，具说前由。予详之，盖伤湿而失于过汗也。且人之元气，起于脐下肾间动气，周于身，通行百脉。今盛暑之时，大发其汗，汗多则亡阳，百脉行涩，故三焦之气，不能上荣心肺，心火旺而肺气焦，况因惊恐内蓄。《内经》曰：恐则气下。阳主声，阳既亡而声不出也。阳气者，精则养神，柔则养筋。又曰：夺血无汗，夺汗无血。今发汗过多，气血俱衰，筋无所养，其病为痉，则项强手足瘛疭，搐急而挛。目通于肝，肝者，筋之合也。筋既燥而无润，故目左视而白睛多。肌肉者，脾也。脾热则肌肉蠕动，故口唇蠕动，有时而作。经云：肉痿者，得之湿地也。脾热者，肌肉不仁，发为肉痿。痿者，痿弱无力，运动久而不仁。阳主于动，今气欲竭，热留于脾，故四肢不用，此伤湿过汗而成坏证明矣。当治时之热，益水之原救其逆，补上升生发之气。《黄帝针经》曰：上气不足，推而扬之。此之谓也。以人参益气汤治之。

《内经》曰：热淫所胜，治以甘寒，以酸收之。人参、黄芪之甘温，补其不足之气而缓其急搐，故以为君。肾恶燥，急食辛以润之。生甘草甘微寒，黄柏苦辛寒，以救肾水而生津液，故以为臣。当归辛温和血脉；橘皮苦辛，白术苦甘，炙甘草甘温，益脾胃，进饮食；肺欲收，急食酸以收之，白芍药之酸微寒，以收耗散之气，而补肺金，故以为佐。升麻、柴胡苦平，上升生发不足之气，故以为使，乃从阴引阳之谓也。（《卫生宝鉴·卷二十四》）

人参益气汤：黄芪五分，人参、黄柏（去皮）、升麻、柴胡、白芍药各三分，当归、白术、炙甘草各二分，陈皮三分，生甘草二分，上十一味㕮咀，都为一服，水二盏半，先浸两时辰，煎至一盏，去渣热服。早食后，午饭前，各一服。投之三日后，语声渐出，少能行步，四肢柔和，食饮渐进，至秋而愈。

◆ 黄疸

一小儿身体蒸热，胸膈烦满，皮肤如渍橘之黄，眼中白睛亦黄，筋骨痿弱，不能行立。此由季夏之热，加以湿气而蒸热，搏于经络，入于骨髓，使脏气不平，故脾遂乘心，湿热相和而成此疾也。盖心火实则身体蒸热，胸膈烦满；脾湿胜则皮肤如渍橘之黄。有余之气，必乘己所胜而侮不胜，是肾肝受邪，而筋骨痿弱，不能行立。《内经》言：脾热者，色黄而肉蠕动。又言：湿热成痿。信哉斯言也！此所谓子能令母实，实则泻其子也。若脾土退其本位，肾水得复，心火自平矣。又《内经》曰：治痿独取于阳明。正谓此也，予用加减泻黄散主之。

加减泻黄散：此药退脾土，复肾水，降心火。黄连、茵陈各五分，黄柏、黄芩各四分，茯苓、栀子各三分，泽泻二分，上咬咀，都作一服，水一大盏，煎至六分，去渣，稍热服。后一服减半，待五日再服而食愈。

论曰：《内经》云，土位之主，其泻以苦。又云，脾苦湿，急食苦以燥之，故用黄连、茵陈之苦寒除湿热为君。肾欲坚，急食苦以坚之，故以黄柏之苦辛寒强筋骨为臣。湿热成烦，以苦泻之，故以黄芩、栀子之苦寒止烦除满为佐。湿淫于内，以淡泄之，故以茯苓、泽泻之甘淡利小便、导湿热为使也。（《卫生宝鉴·卷十九》）

◆ 癥瘕

赵黄姑十三岁，癖积甚大，以至危笃，予以此贴之，得效如神。

圣效透肌散：治小儿奶癖、食癖，时发寒热，咳嗽，胁下坚硬结块。桑皮、荆芥各三钱，雄黄（研）、粉霜（研）各二钱半，蒺藜、当归、硇砂（研）、豆蔻、穿山甲（炮）各二钱，轻粉一字半（研），海金沙一字，上十一味，除研药外，余拣净为末，入研药和匀。令将独科蒜去皮，研如泥，入头醋和如稀糊，调药如膏，约癖积大小，摊在纸上贴病处，用新绵一叶覆之，以三襟紧系。待一二时辰，觉疼痛无妨，只待口鼻内蒜香为度，其效不可具述，癖消为度。（《卫生宝鉴·卷十九》）

外科医案

◆ 疮疡

陈录判母，年七十有余，亦冬至后脑出疽，形可瓯面大，命疡医诊视，俟疮熟以针出脓。因怒笞侍妾，疮辄内陷，凹一韭叶许。面色青黄不泽，四肢逆冷，汗出身清，时复呕吐，脉极沉细而迟。盖缘衰老之年，严寒之时，病中苦楚，饮食淡薄，已涤肥脓之气，独存瘦瘁之形，加之暴怒，精神愈损，故有此寒变也，病与时同。与疡医议，速制五香汤一剂，加丁香、附子各五钱。剂尽疮复大发，随证调治而愈。

《内经》曰：凡治病必察其下，谓察时下之宜也。诸痛疮疡，皆属心火，言其常也。如疮盛形羸，邪高痛下，始热终寒，此反常也，固当察时下之宜而权治。故曰：经者常也，法者用也，医者意也，随所宜而治之，可收十全之功矣。(《卫生宝鉴·卷十三》)

僧阁仲章服火炼丹砂二粒，项出小疮，肿痛不任，牙痒不能嚼物，服凉膈散半斤始缓。后饮酒辄发，药以寒凉之剂则缓，终身不愈。(《卫生宝鉴·卷一》)

戊午冬，予从军住冬于成武县。有贾仓使父，年逾六旬，冬至后数日，疽发于背，五七日肿势约七寸许，不任其痛。疡医视之，曰：脓已成，可开发矣。公惧不从。越三日，医曰：不开恐变证生矣。遂以燔针开之，脓泄痛减。以开迟之故，迨二日变证果生。觉重如负石，热如炳火，痛楚倍常，六脉沉数，按之有力，此膏粱积热之变也。邪气酷热，固宜以寒药治之，时月严凝，复有用寒远寒之戒。乃思《内经》云：有假者反之。虽违其时，以从其证可也。与疡医议，急作清凉饮子加黄连，秤一两五钱，作一服服之，利下两行，痛减七分。翌日复进前药，其证悉除，后月余平复。(《卫生宝鉴·卷十三》)

至元壬午五月二十八日，王伯禄年逾五旬有七，右臂膊肿盛，上至肩，下至手指，色变，皮肤凉，六脉沉细而微，此乃脉证俱寒。予举疡医孙彦和视之，曰：此乃附骨痈，开发已迟，以燔针起之，脓清稀解。次日肘下再开之，加呃逆不绝。彦和与丁香柿蒂散两服，稍缓。次日，呃逆尤甚，自利，脐腹冷痛，腹满，饮食减少，时发昏愦。于左乳下黑尽处，灸二七壮，又处托里温中汤，用干姜、附子、木香、沉香、茴香、羌活等药，㕮咀一两半，欲与服。或者曰：诸痛痒疮疡，皆属心火，又当盛暑之时，用干姜附子可乎？予应之曰：理所当然，不得不然。《内经》曰，脉细皮寒，泻利前后，饮食不入，此谓五虚。况呃逆者，胃中虚寒故也。诸痛痒疮疡，皆属心火，是言其定理也。此证内外相反，须当舍时从证也，非大方辛热之剂急治之，则不能愈也。遂投之，诸证悉去，饮食倍进，疮势温，脓色正。彦和复用五香汤数服，后月余平复。噫！守常者，众人之见，知变者，知者之事，知常而不知变，细事因而取败者亦多矣，况医乎哉？守常知变，岂可同日而语乎哉？

托里温中汤：治疮为寒变而内陷者，脓出清解，皮肤凉，心下痞满，肠鸣切痛，大便微溏，食则呕逆，气短促，呃逆不绝，不得安卧，时发昏愦。沉香、丁香、益智仁、茴香、陈皮各一钱，木香一钱半，甘草（炙）二钱，羌活、干姜（炮）三钱，黑附子（炮，去皮脐）四钱，上㕮咀，作一服，水三盏，生姜五片，煎至一盏，去渣，温服，无时。忌一切冷物。

《内经》云：寒淫于内，治以辛热，佐以苦温。故以附子、干姜大辛热，温中，外发阳气，自里之表，故以为君。羌活味苦辛温，透关节；炙甘草甘温，补脾胃，行经络，通血脉；胃寒则呕吐呃逆不下食，益智仁、丁香、沉香大辛热以散寒，为佐。疝气内攻气聚而为满，木香、茴香、陈皮苦辛温，治痞散满，为使也。（《卫生宝鉴·卷十三》）

◆ 疝气

癸丑岁，奉诏至六盘山，上命治火儿赤纽邻，久病疝气，复因七月间饥饱劳役，过饮湩乳所发。甚如初，面色青黄不泽，脐腹阵痛，撝撮不可忍，腰曲不能伸，热物熨之稍缓，脉得细小而急。予思《难经》云：任之为病，男子内结七疝，皆积寒于小肠之间所致也。非大热之剂，即不能愈，遂制此方。

沉香桂附丸：治中气虚弱，脾胃虚寒，饮食不美，气不调和，退阴助阳，除脏腑积冷，心腹疼痛，胁肋膨胀，腹中雷鸣，面色不泽，手足厥冷，便利无度。又治下焦阳虚，及疗七疝，痛引小腹不可忍，腰屈不能伸，喜热熨稍缓。沉香、附子（炮，去皮脐）、川乌（炮，去皮脐，切作小块）、干姜（炮）、良姜（炒）、茴香（炒）、官桂、吴茱萸各一两（汤浸去苦），上为末，醋糊丸如桐子大，每服五十丸至七八十丸，热米饮汤送下，温酒吞下亦得，空心食前，日二服。忌冷物。（《卫生宝鉴·卷十五》）

赵运使夫人，年五十八岁，于至元甲戌三月中，病脐腹冷疼，相引胁下，痛不可忍，反复闷乱，不得安卧。予以当归四逆汤主之，先灸中庭穴。

当归四逆汤：治脐腹冷痛，相引腰胯而痛。当归七分，炮附子、肉桂、茴香、柴胡各五分，芍药四分，茯苓、延胡索、川楝子各三分，泽泻二分，上十味㕮咀，作一服，水二盏半，煎至一盏，去渣，温服，空心食前。数服而愈。

论曰：《难经》云，任之为病，内结七疝，此寒积所致也。《内经》云：寒淫于内，治以辛热，佐以苦温。以附子、官桂甘辛大热，助阳退阴，用以为君。玄胡、茴香辛温，除下焦虚寒，当归辛温，和血止痛，故以为臣。芍药之酸寒，补中焦之气，又防热药损其肝温。泽泻咸平，茯苓甘平，去膀胱中留垢。川楝子苦寒，酒煮之止痛，又为引用，乃在下者引而竭之之意也。柴胡苦平，行其本经，故以为使也。中庭一穴在膻中下一寸六分陷者中，任脉气所发，可灸五壮，针入三分，或灸二七壮、三七壮。（《卫生宝鉴·卷十八》）

◆ 大头瘟

丁巳岁，予从军回，住冬于曹州界，以事至州，有赵同知谓予曰：家舅牛经历，病头面赤肿，耳前后尤甚，疼痛不可忍，发热恶寒，牙关紧急，涕唾稠黏，饮食难下，不得安卧。一疡医于肿上砭刺四五百余针，肿赤不减，其痛益甚。不知所由然，愿请君一见。予遂往诊，视其脉浮紧，按之洪缓。此证乃寒覆皮毛，郁遏经络，热不得升，聚而赤肿。经云：天寒则地冻水冰。人气在身中，皮肤致密，腠理闭，汗不出，血气强，内坚涩。当是之时，善行水者不能注冰，善穿地者不能凿冻，善用针者亦不得取四厥。必待天温冰释冻解，而后水可行，地可穿，人脉亦犹是也。又云：冬月闭藏，用药多而少针石也。宜以苦温之剂，温经散寒则已。所谓寒致腠理，以苦发之，以辛散之，宜以托里温经汤。麻黄苦温，发之者也，故以为君。防风辛温，散之者也，升麻苦辛，葛根甘平，解肌出汗，专治阳明经中之邪，故以为臣。血留而不行者则痛，以香白芷、当归身辛温以和血散滞；湿热则肿，苍术苦甘温，体轻浮，力雄壮，能泄肤腠间湿热；人参、甘草甘温，白芍药酸微寒，调中益气，使托其里，故以为佐。依方饵之，以薄衣覆其首，以厚被覆其身，卧于暖处，使经血温、腠理开，寒乃散，阳气伸，大汗出后，肿减八九分。再服去麻黄、防风，加连翘、黍黏子，肿痛悉去。经言汗之则疮已，信哉斯言！

　　或人以仲景言，疮家虽身肿痛，不可发汗，其理何也？予曰：此说乃营气不从，逆于肉理而患疮肿，作身疼痛，非外感寒邪而作疼痛，故戒之以不可发汗，若汗之则成痓也。又问：仲景言鼻衄者不可发汗，复言脉浮紧者，当以麻黄汤发之，衄血自止。所说不同，其故何也？愿闻其说。予曰：此议论血正与疮家概同。且夫人身血之与汗，异名而同类，夺汗者无血，夺血者无汗。今衄血妄行，为热所逼，更发其汗，反助邪热，重竭津液，必变凶证，故不可汗。若脉浮则为在表，脉紧则为寒，寒邪郁遏，阳不得伸，热伏荣中，迫血妄行，上出于鼻。则当麻黄汤散其寒邪，使阳气得舒，其衄自止。又何疑焉？或者叹曰：知其要者，一言而终。不知其要，流弊无穷。洁古之学，可谓知其要者矣！（《卫生宝鉴·卷十三》）

　　托里温经汤：治寒覆毛皮，郁遏经络，不得伸越，热伏荣中，聚而为赤肿，痛不可忍，恶寒发热，或相引肢体疼痛。人参（去芦）、苍术各一钱，白芍药、甘草（炙）各一钱半，白芷、当归身、麻黄（去根节）各二钱，防风（去芦）、葛根各三钱，新升麻四钱，上㕮咀，每服一两重，水三盏，先煎麻黄令沸，去沫，再下余药同煎，至一盏，去渣，大温服讫。卧于暖处，以绵衣覆之，得汗而散。

◆ 头面肿痛

中书右丞姚公茂，六旬有七，宿有时毒。至元戊辰春，因酒病发，头面赤肿而痛，耳前后肿尤甚，胸中烦闷，咽嗌不利，身半以下皆寒，足胫尤甚。由是以床相接作炕，身半以上卧于床，身半以下卧于炕，饮食减少，精神困倦而体弱，命予治之。诊得脉浮数，按之弦细，上热下寒明矣。《内经》云：热胜则肿。又曰：春气者，病在头。《难经》云：蓄则肿热，砭射之也。盖取其易散故也。遂于肿上约五十余刺，其血紫黑如露珠之状，顷时肿痛消散。又于气海中火艾炷灸百壮，乃助下焦阳虚，退其阴寒。次于三里二穴，各灸三七壮，治足胻冷，亦引导热气下行故也。遂处一方，名曰既济解毒汤，以热者寒之。然病有高下，治有远近，无越其制度。以黄芩、黄连苦寒酒制炒，亦为因用，以泻其上热，以为君。桔梗、甘草辛甘温上升，佐诸苦药以治其热。柴胡、升麻苦平，味之薄者，阳中之阳，散发上热以为臣。连翘苦辛平，以散结消肿；当归辛温和血止痛。酒煨大黄苦寒，引苦性上行至巅，驱热而下以为使。投剂之后，肿消痛减，大便利。再服减大黄，慎言语，节饮食，不旬日良愈。

既济解毒汤：治上热头目赤肿而痛，胸膈烦闷不得安卧，身半以下皆寒，足胻尤甚，大便微秘。大黄（酒蒸，大便利勿用）、黄连（酒制，炒）、黄芩（酒制，炒）、甘草（炙）、桔梗各二钱，柴胡、升麻、连翘、当归身各一钱，上㕮咀，作一服，水二盏，煎至一盏，去渣，食后，温服，忌酒湿面大料物及生冷硬物。（《卫生宝鉴·卷二十三》）

五官科医案

◆ 眼目昏暗

省郎中张子敬，六十七岁，病眼目昏暗，唇微黑色，皮肤不泽，六脉弦细而无力。一日出示治眼二方，问予可服否。予曰：此药皆以黄连大苦之药为君，诸风药为使。凡人年五十，胆汁减而目始不明。《内经》云，土位之主，其泻以苦。诸风药亦皆泻土，人年七十，脾胃虚而皮肤枯，重泻其土，使脾胃之气愈虚，而不能营运营卫之气，滋养元气。胃气不能上行，膈气吐食，诸病生焉。又已年高衰弱，起居皆不同，此药不可服。只宜慎言语，节饮食，惩忿窒欲，此不治之治也。子敬以为然。明年春，除关西路按察使，三年致仕还，精神清胜，脉遂平和，此不妄服寒药之效也。《内经》曰：诛罚无过，是谓大惑，解之可也。(《卫生宝鉴·卷二十四》)

◆ 喉痹

征南元帅不潾吉歹，辛酉八月初三戌时生，年七旬。丙辰春东征，南回至楚丘，诸路迎迓，多献酒醴，因而过饮，遂腹痛肠鸣，自利日夜约五十余行，咽嗌肿痛，耳前后赤肿，舌本强，涎唾稠黏，欲吐不能出，以手曳之方出，言语艰难，反侧闷乱，夜不得卧。使来命予，诊得脉浮数，按之沉细而弦。即谓中书粘公曰：仲景言下利清谷，身体疼痛，急当救里，后清便自调，急当救表。救里四逆汤，救表桂枝汤。总帅今胃气不守，下利清谷，腹中疼痛，虽宜急治之，比之咽嗌，犹可少待。公曰：何谓也？答曰：《内经》云，疮发于咽嗌，名曰猛疽。此疾治迟则塞咽，塞咽则气不通，气不通则半日死，故宜急治。于是遂砭刺肿上，紫黑血出，顷时肿势大消。遂用桔梗、甘草、连翘、鼠粘、酒制黄芩、升麻、防风等分，㕮咀，每服约五钱，水煮清，令热漱，冷吐去之，咽之恐伤脾胃，自利转甚。再服涎清肿散，语言声出。后以神应丸辛热之剂以散中寒，解化宿食，而燥脾湿。丸者，取其不即施化，则不犯其上热，至其病所而后化，乃治主以缓也。不数服，利止痛定。后胸中闭塞，作阵而痛。予思《灵枢》有云：上焦如雾，宣五谷味，熏肤充身泽毛，若雾露之溉，是为气也。今相公年高气弱，自利无度，致胃中生发之气不能滋养于心肺，故闭塞而痛。经云：上气不足，推而扬之。脾不足者，以甘补之。再以异功散甘辛微温之剂，温养脾胃，加升麻、人参上升，以顺正气，不数服而胸中快利而痛止。

　　《内经》云：调气之方，必别阴阳。内者内治，外者外治，微者调之，其次平之，胜者夺之，随其攸利，万举万全。又曰：病有远近，治有缓急，无越其制度。又曰：急则治其标，缓则治其本。此之谓也。（《卫生宝鉴·卷二十二》）

其他医案

◆ 鬼疰病

入国信副使许可道到雄州，请予看脉。予诊之，脉中乍大乍小，乍短乍长，此乃血气不匀，邪气伤正。本官说在路到邯郸驿中，夜梦一妇人，著青衣，不见面目，用手去胁下打了一拳，遂一点痛，往来不止，兼之寒热而不能食，乃鬼击也。予曰：可服八毒赤丸。本官言尝读《名医录》中，见李子豫八毒赤丸，为杀鬼杖。予遂与药三粒，临卧服。明旦下清水二斗，立效。（《卫生宝鉴·卷二十》）

又进白海青陈庆玉第三子，因昼卧于水仙庙中，梦得一饼食之，心怀忧思，心腹痞满，饭食减少，约一载有余，渐渐瘦弱，腹胀如蛊，屡易医药及师巫祷之，皆不效，又不得安卧，召予治之。予诊之，问其病始末，因思之，此疾既非外感风寒，又非内伤生冷，将何据而医？予思李子豫八毒赤丸，颇有相当，遂合与五七丸服之，下清黄涎斗余，渐渐气调，而以别药理之，数月良愈，不二年身体壮实如故。（《卫生宝鉴·卷二十》）

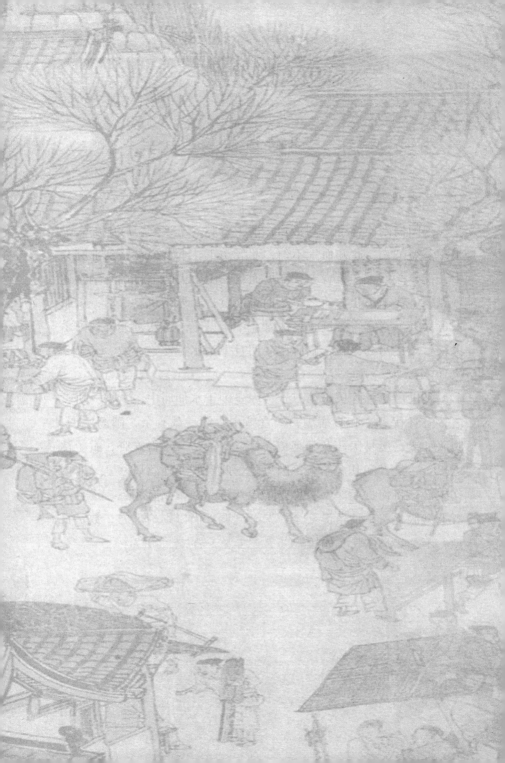

张介宾

内科医案

◆伤寒

余在燕都，尝治一王生，患阴虚伤寒，年出三旬，而舌黑之甚，其芒刺干裂，焦黑如炭，身热便结，大渴喜冷，而脉则无力，神则昏沉。群医谓阳证阴脉，必死无疑。余察其形气未脱，遂以甘温壮水等药，大剂进之，以救其本，仍间用凉水以滋其标。盖水为天一之精，凉能解热。甘可助阴，非若苦寒伤气者之比，故于津液干燥，阴虚便结，而热渴火盛之证，亦所不忌。由是水药并进，前后凡用人参、熟地辈各一二斤，附子、肉桂各数两，冷水亦一二斗，然后诸证渐退，饮食渐进，神气俱复矣。但察其舌黑，则分毫不减，余甚疑之，莫得其解。再后数日，忽舌上脱一黑壳，而内则新肉烁然，始知其肤腠焦枯，死而复活，使非大为滋补，安望再生？若此一证，特举其甚者纪之。此外，凡舌黑用补而得以保全者，盖不可枚举矣。所以凡诊伤寒者，当以舌色辨表里，以舌色辨寒热，皆不可不知也。若以舌色辨虚实，则不能无误，盖实固能黑，以火盛而焦也，虚亦能黑，以水亏而枯也。若以舌黄、舌黑，悉认为实热，则阴虚之证，万无一生矣。（《景岳全书·卷之八》）

余尝治一衰翁，年逾七旬，陡患伤寒，初起即用温补，调理至十日之外，正气将复，忽尔作战，自旦至辰，不能得汗，寒栗危甚，告急于余，余用六味回阳饮，入人参一两，姜附各三钱，使之煎服。下咽少顷，即大汗如浴，时将及午，而浸汗不收，身冷如脱，鼻息几无，复以告余，余令以前药复煎与之。告者曰：
先服此药，已大汗不堪，今又服此，尚堪再汗乎？余笑谓曰：此
中有神，非尔所知也。急令再进，遂汗收神复，不旬日而起矣。
呜呼！发汗用此，而收汗复用此，无怪乎人之疑之也。而不知汗
之出与汗之收，皆元气为之枢机耳。故余纪此，欲人知阖辟之权，
不在乎能放能收，而在乎所以主之者。(《景岳全书·卷之八》)

辛卯冬，一吏患伤寒，误服附子药一盅，下咽发躁，奔走跌
死。(《景岳全书·卷之四十六》)

◆ 发热

适一契姻，向以中年过劳，因患劳倦发热，余为速救其本，
已将复元。忽遭子建（指李子建，著有《伤寒十劝》，其二劝曰：
伤寒必须直攻毒气，不可补益。编者注）之徒，坚执《十劝》以
相抗。昧者见其发热，反为左袒，不数剂，而遂以有生之徒置之
死地。因并往日见闻，倍加伤惨，诚可痛可恨也。子建、子建，
吾知多冤之积于尔者久矣，故悉此论，以解尔此后之冤孽，尔若
有知，尚知感否。(《景岳全书·卷之八》)

◆ 胃痛

匡掌科夫人，年三十余，病胃脘连胸胁痛，日轻夜甚，两寸
关脉弦滑有力。诸医以积滞凝寒，用发散及攻下药，继用铁刷散、
四磨饮等方，俱不效。后用汤水，皆吐而不纳，经月不食，痛且
益甚。予谓其为痰郁明矣，但痛久弱甚，不敢行吐法，奈何？偶
一医谓五灵脂、没药素用有效，众皆哂之曰：此药用之多矣。予
谓：再用亦无妨，何哂之有？彼用酒调，病者到口便吐，随吐绿
痰两碗许，痛即止，遂纳饮食。此盖痰在膈上，攻下之亦不去，

必得吐法而后愈。经曰：有故无殒。此之谓钦。（《景岳全书·卷之二十五》）

◆ **呕吐**

金宅少妇，宦门女也，素任性，每多胸胁痛及呕吐等证，随调随愈。后于秋尽时，前证复作，而呕吐更甚，病及两日，甚至厥脱不省如垂绝者。再后延予至，见数医环视，金云汤饮诸药皆不能受，入口即呕，无策可施。一医云：惟用独参汤，庶几可望其生耳。余因诊之，见其脉乱数甚，而且烦热躁扰，莫堪名状，意非阳明之火，何以急剧若此。乃问其欲冷水否？彼即点首，遂与以半盏，惟此不吐，且犹有不足之状，乃复与一盏，稍觉安静。余因以太清饮投之，而犹有谓此非伤寒，又值秋尽，能堪此乎？余不与辩，及药下咽，即酣睡半日，不复呕矣。然后以滋阴轻清等剂调理而愈。大都呕吐多属胃寒，而复有火证若此者，经曰：诸逆冲上，皆属于火。即此是也。自后凡见呕吐，其有声势涌猛，脉见洪数，证多烦热者，皆以此法愈之，是又不可不知也。（《景岳全书·卷之二十》）

向予荆人，年及四旬，于八月终初寒之时，偶因暴雨后中阴寒痧毒之气，忽于二鼓时，上为呕恶，下为胸腹搅痛，势不可当。时值暮夜，药饵不及，因以盐汤探吐之，痛不为减，遂连吐数次，其气愈升，则其痛愈剧，因而上塞喉嗌，甚至声不能出，水药毫不可入，危在顷刻间矣。余忽忆先年曾得秘传刮痧法，乃择一光滑细口磁碗，别用热汤一盏，入香油一二匙，却将碗口蘸油汤内，令其暖而且滑，乃两手覆执其碗，于病者背心轻轻向下刮之，以渐加重，碗干而寒，则再浸再刮。良久，觉胸中胀滞，渐有下行之意，稍见宽舒，始能出声。顷之，忽腹中大响，遂大泻如倾，其痛遂减，幸而得活。泻后得睡，一饭顷，复通身瘙痒之极，随发出疙瘩风饼如钱大者，不计其数，至四鼓而退。愈后细穷其义，盖以五脏之系，咸附于背，故向下刮之，则邪气亦随而降。凡毒气上行则逆，下行则顺，改逆为顺，所以得愈。虽近有两臂刮痧之法，亦能治痛，然毒深病急者，非治背不可也。至若风饼疙瘩之由，正以寒毒之气充塞表里，经脏俱闭，故致危剧。今其脏毒既解，然后经气得行，而表里俱散也。可见寒邪外感之毒，凡脏气未调，则表亦不解，表邪未散，则脏必不和，此其表里相关，义自如此，故治分缓急，权衡在人矣。继后数日，一魏姓者，亦于二鼓忽患此证，治不得法，意至五鼓痛极而毙。遇与不遇，此其所以为命也。(《景岳全书·卷之二十五》)

余在燕都，尝治一吴参军者，因见鲜蘑菇肥嫩可爱，令疱人贸而羹之，以致大吐大泻。延彼乡医治之，咸谓速宜解毒，乃以黄连、黑豆、桔梗、甘草、枳实之属连进之，而病益甚，遂至胸腹大胀，气喘，水饮皆不能受，危窘已甚，延救于余。投以人参、白术、甘草、干姜、附子、茯苓之类，彼疑不敢用，曰：腹胀气急，口干如此，安敢再服此药？乃停一日，而病愈剧，若朝露矣。因而再恳，与药如前，彼且疑且畏，而决别于内阃，曰：必若如此，则活我者此，杀我者亦此也，余之生死，在此一举矣。遂不得已含泪吞之，一剂而呕少止，再剂而胀少杀，随大加熟地黄，以兼救其泻亡之阴，前后凡二十余剂，复元如故。彼因问曰：余本中毒致病，乡人以解毒而反剧，先生以不解毒而反愈者何也？余曰：毒有不同，岂必如黄连、甘、桔之类乃可解耶？即如蘑菇一物，必产于深坑枯井，或沉寒极阴之处乃有之，此其得阴气之最盛，故肥白最嫩也。公中此阴寒之毒，而复解以黄连之寒，其谓之何？兹用姜附，非所以解寒毒乎？用人参、熟地，非所以解毒伤元气乎？然则彼所谓解毒者，适所以助毒也，余所谓不解毒者，正所以解毒也。理本甚明，而人弗能辨。凡诸病之误治者，无非皆此类耳。公顿首愀然叹曰：信哉！使非吾丈，几为含冤之魄矣，祈寿诸梓，以为后人之鉴云。（《景岳全书·卷之二十》）

余尝见一沈姓者，素业医，极多劳碌，且年及四旬，因患疝下坠，欲提使上升，自用盐汤吐法。不知胃虚畏咸，遂致吐不能止，汤水皆呕，如此者一日一夜，忽又大便下黑血一二碗。而脉则微渺如毛，几如将绝。此盖吐伤胃气，脾虚之极，兼以盐汤走血，故血不能摄，从便而下。余令其速用人参、姜、附等剂，以回垂绝之阳，庶乎可疗。忽又一医至曰：诸逆冲上，皆属火也。大便下血，亦因火也，尚堪用参附乎？宜速饮童便，则呕可愈而血亦止矣。其人以为有理，及童便下咽即呕，极不堪名状，呕不止而命随继之矣。呜呼！夫以胃强之人，亦且闻尿欲呕，况呕不能止而复可加以尿乎？此不惟死者堪怜，而妄用若此者尚敢称医，诚可恶可恨也，故笔之于此，并以征气味之证。（《景岳全书·卷之二十》）

◆ 不食

予尝治金孝廉，以劳倦思虑致伤脾气，别无他证，但绝口久不欲食，遂悉用参、术、归、熟、附子、姜、桂、甘草之属，半月始愈。后因病后复不食如此，自分必死，仍用前药，大加姜附各至三钱而后愈。（《景岳全书·卷之二十三》）

一妇人，病后久不食，自言病前曾食牛肉，乞求去此，余佯应之而培补如前，方得全愈。故凡病如此者，只宜温补，不可行滞。（《景岳全书·卷之二十三》）

◆ 腹痛

然又有食停小腹者。余尝治一上舍，年及三旬，因午刻食水煮面角，将至初更，食及小腹，下至右角间，遂停积不行，而坚突如拳，大如鹅卵，其痛之剧，莫可名状。余为治之，察其明系面积，显而无疑，然计其已入大肠，此正通则不痛之证也。乃与木香槟榔丸，连下二三次，其痛如故。因疑药力之缓，犹未及病，乃更投神佑丸以泻之，又不效。余谓此必药性皆寒，故滞而不行也，因再投备急丸，虽连得大泻，而坚痛毫不为减。斯时也，余计穷矣。因潜测其由，不过因面，岂无所以制之？今既逐之不及，使非借气以行之不可也？且计面毒非大蒜不杀，气滞非木香不行，又其滞深道远，非精锐之向导不能达。乃用火酒磨木香，令其嚼生蒜一瓣，而以香酒送之。一服后，觉痛稍减，三四服后，痛渐止而食渐进，方得全愈。然虽痛止食进，而小腹之块仍在，后至半年许始得消尽。由是知欲消食滞，即大黄、巴豆犹有所不能及，而推宜行气为先也。且知饮食下行之道，乃必由小腹下右角间，而后出于广肠，此自古无人言及者，故并笔之，用以广人之闻见。（《景岳全书·卷之二十五》）

壬午仲冬，金台一男子患腹痛，误服干姜理中丸，即时口鼻出血，烦躁发狂，入井而死。（《景岳全书·卷之四十六》）

◆ 泄泻

余于四旬之外，亦尝病此（指酒泻，编者注）数年，其势已窘，因遍求治法。见朱丹溪曰：因伤于酒，每晨起必泻者，宜理中汤加葛根，或吞酒蒸黄连丸。王节斋曰：饮酒便泄者，此酒积热泻也，宜加黄连、茵陈、干姜、木香之属。薛立斋曰：若酒湿未散，脾气未虚，宜用此药分利湿热。若湿热已去，中气被伤，宜用六君调补中气。又曰：酒性大热，乃无形之物，无形元气受伤，当用葛花解醒汤分消其湿。凡此诸论，若已尽之。然朱王二家之说，则不分寒热，皆用黄连，是但知酒之有热而不知酒之有寒，乌足凭也。惟薛氏之说，虽亦云酒性大热，而所重在脾，诚若善矣。余因效之，初服葛花解醒汤，不效，继服六君子、补中益气汤，又不效，再服理中以至八味，俱不效。斯时也，计穷力竭，若无再生之望矣，因潜思熟计。料非峻补命门，终无益也，乃自制胃关煎、右归丸、一气丹等方以治其病，仍绝口不饮以杜其源，调理年余，竟得全愈。自后始明性质之理，多得济人。向使己无确见，执信湿热之说而妄用黄连、干葛清凉分利之剂，则焉望其有今日？即或自有稍迟，则既甚亦难挽矣。（《景岳全书·卷之二十四》）

◆ **便秘**

余尝治一壮年，素好火酒，适于夏月，醉则露卧，不畏风寒，此其食性脏气，皆有大过人者，因致热结三焦，二便俱闭。余先以大承气汤，用大黄五七钱，如石投水。又用神佑丸及导法，俱不能通，且前后俱闭，危剧益甚。遂仍以大承气汤加生黄二两，芒硝三钱，加牙皂二钱，煎服。黄昏进药，四鼓始通，大便通而后小便渐利。此所谓盘根错节，有非斧斤不可者，即此之类，若优柔不断，鲜不害矣。（《景岳全书·卷之三十四》）

朱翰林太夫人，年近七旬，于五月时，偶因一跌，即致寒热。群医为之滋阴清火，用生地、芍药、丹皮、黄芩、知母之属，其势日甚。及余诊之，见其六脉无力，虽头面、上身有热，而口则不渴，且足冷至股。余曰：此阴虚受邪，非跌之为病，实阴证也。

遂以理阴煎加人参、柴胡，二剂而热退，日进粥食二三碗。而大便以半月不通，腹且渐胀，咸以为虑，群议燥结为火，复欲用清凉等剂。余坚执不从，谓其如此之脉，如此之年，如此之足冷，若再一清火，其原必败，不可为矣。经曰：肾恶燥，急食辛以润之。正此谓也。乃以前药（指理阴煎，编者注）更加姜、附，倍用人参、当归，数剂而便即通，胀即退，日渐复原矣。病起之后，众始服其定见。（《景岳全书·卷之三十四》）

◆ 癥瘕

余尝治一姻家子，年力正壮，素日饮酒，亦多失饥伤饱。一日偶因饭后胁肋大痛，自服行气化滞等药，复用吐法，尽出饮食，吐后逆气上升，胁痛虽止，而上壅胸膈，胀痛更甚，且加呕吐。余用行滞破气等药，呕痛渐止，而左乳胸肋之下，结聚一块，胀实拒按，脐腹隔闭，不能下达，每于戌亥子丑之时，则胀不可当。因其呕吐既止，已可用下，凡大黄、芒硝、棱、莪、巴豆等药，及萝卜子、朴硝、大蒜、桔叶捣罨等法，无所不尽，毫不能效，而愈攻愈胀，因疑为脾气受伤，用补尤觉不便，汤水不入者凡二十余日，无计可施，窘剧待毙，只得用手揉按其处。彼云肋下一点，按着则痛连胸腹，及细为揣摸，则正在章门穴也。章门为脾之募，为脏之会，且乳下肋间，正属虚里大络，乃胃气所出之道路，而气实通于章门。余因悟其日轻夜重，本非有形之积，而按此连彼，则病在气分无疑也。但用汤药，以治气病，本非不善，然经火则气散，而力有不及矣。乃制神香散，使日服三四次，兼用艾火灸章门十四壮，以逐散其结滞之胃气，不三日胀果渐平，食乃渐进，始得保全，此其证治俱奇，诚所难测。本年春间，一邻人陡患痛胀膈食，全与此同，群医极尽攻击，竟以致毙，是真不得其法耳，故录此以为后人

之式。(《景岳全书·卷之二十二》)

一男子因怒，左胁肿一块，不作痛，脉涩而浮。余曰：此肝经邪火炽盛，而真气不足为患，宜培养血气为主。彼以草药敷贴，遂致不救。(《景岳全书·卷之四十六》)

◆ 水肿

向余尝治一陶姓之友，年逾四旬，因患伤寒，为医误治，危在呼吸，乃以大剂参、附、熟地之类，幸得挽回。愈后喜饮，未及两月，忽病足股尽肿，胀及于腹，按之如鼓，坚而且硬。因其前次之病，中气本伤，近日之病，又因酒湿，度非加减肾气汤不可治，遂连进数服，虽无所碍，然终不见效，人皆料其必不可治。余熟计其前后，病因本属脾肾大虚，而今兼以渗利，未免减去补力，亦与实漏卮者何异？元气不能复，病必不能退。遂悉去利水等药，而专用参附理阴煎，仍加白术，大剂与之，三剂而足胫渐消，二十余剂而腹胀尽退，愈后人皆叹服，曰：此证在本无生理，以此之胀，而以此之治，何其见之神也。自后凡治全虚者，悉用此法，无一不效，可见妙法之中，更有妙焉，顾在用者之何如耳。塞因塞用，斯其最也，学者当切识此意。(《景岳全书·卷之二十》)

◆ 癃闭

余尝治一董翁者，年逾六旬，资禀素壮，因好饮火酒，以致温热聚于太阳，忽病腰痛不可忍，至求自尽，其甚可知。余为诊之，则六脉洪滑之甚，且小水不通而膀胱胀急，遂以大分清饮倍加黄柏、龙胆草，一剂而小水顿通，小水通而腰痛如失。若用丹溪之言，鲜不误矣，是以不可执也。(《景岳全书·卷之二十五》)

◆ 阳痿

余尝治一强壮少年，遭酷吏之恐，病似胀非胀，似热非热，绝食而困。众谓痰火，宜清中焦。余诊之曰：此恐惧内伤，少阳气索，而病及心肾，大亏证也。遂峻加温补，兼治心脾，一月而起。愈后形气虽健如初，而阳寂不举。余告之曰：根蒂若斯，肾伤已甚，非少壮所宜之兆，速宜培养心肾，庶免他虞。彼反以恐吓为疑，全不知信，未及半载，竟复病而殁。可见恐惧之害，其不小者如此。（《景岳全书·卷之三十二》）

◆ 消渴

省中周公者，山左人也，年逾四旬，因案牍积劳，致成羸疾。神困食减，时多恐惧，自冬春达夏，通宵不寐者凡半年有余，而上焦无渴，不嗜汤水，或有少饮则沃而不行，然每夜必去溺二三升，莫知其所从来，且半皆如膏浊液，尪羸至极，自分必死。及予诊之，岂其脉犹带缓，肉亦未脱，知其胃气尚存，慰以无虑，乃用归脾汤去木香及大补元煎之属，一以养阳，一以养阴，出入间用，至三百余剂，计人参二十斤，乃得全愈。此神消于上，精消于下之证也，可见消有阴阳，不得尽言为火，姑纪此一按，以为治消治不寐者之鉴。（《景岳全书·卷之十八》）

◆ 血证

余尝治一多欲少年，以伤寒七日之后，忽尔鼻衄，以为将解之兆，及自辰至申，所衄者一斗余，鼻息脉息俱已将脱，身凉如冰，目视俱直，而犹涓涓不绝，呼吸垂危。其父母号呼求救，余急投镇阴煎一剂，衄乃止，身乃温，次加调理而愈。自后凡治此

证，无不响应，亦神矣哉。(《景岳全书·卷之三十》)

倪孝廉者，年逾四旬，素以灯窗思虑之劳，伤及脾气，时有呕吐之证，过劳即发，余常以理阴煎、温胃饮之属，随饮即愈。一日于暑末时，因连日交际，致劳心脾，遂上为吐血，下为泄血，俱大如手片，或紫或红，其多可畏。急以延余，而余适他往，复延一时名者，云：此因劳而火起心脾，兼以暑令正王而二火相济，所以致此。乃与以犀角、地黄、童便、知母之属，药及两剂，其吐愈甚，脉益紧数，困惫垂危。彼医云：此其脉证俱逆，原无生理，不可为也。其子皇惧，复至恳余，因往视之，则形势俱剧，第以素契不可辞，乃用人参、熟地、干姜、甘草四味大剂与之。初服毫不为动，次服觉呕恶稍止而脉中微有生意，乃复加附子、炮姜各二钱，人参、熟地各一两，白术四钱，炙甘草一钱，茯苓二钱，黄昏与服，竟得大睡，直至四鼓，复进之，而呕止血亦止。遂大加温补，调理旬日而复健如故。余初用此药，适一同道者在，见之惊骇，莫测其谓，及其既愈，乃始必服，曰：向始不有公在，必为童便、犀角、黄连、知母之所毙，而人仍归誉于前医。曰：彼原说脉证俱逆，本不可治。终是识高见到，人莫及也。嗟嗟！夫童便最能动呕，犀角、知、连最能败脾，时当二火，而证非二火，此人此证，以劳倦伤脾而脾胃阳虚，气有不摄，所以动血，再用寒凉，脾必败而死矣。倘以此杀人而反以此得誉，天下不明之事类多如此，亦何从而辨白哉！此后有史姓等数人，皆同此证，予悉用六味回阳饮活之。此实至理，而人以为异，故并纪焉。(《景岳全书·卷之三十》)

◆ 痹证

上舍俞鲁月，素有疝不能愈，因患腿痛，亦用活络丹一丸，

不惟腿患有效，而疝亦得愈矣。(《景岳全书·卷之三十二》)

一妇人患腿痛不能伸屈，遇风寒痛益甚，诸药不应，甚苦。先以活络丹一丸，顿退，又服而瘳。次年复痛，仍服一丸，亦退大半，更以独活寄生汤，四剂而愈。(《景岳全书·卷之三十二》)

一妇人肢节肿痛，胫足尤甚，时或自汗，或头痛，此太阳经湿热所致，用麻黄左经汤二剂而愈。(《景岳全书·卷之三十二》)

◆ **虫证**

王宅少妇，年未二旬，素喜瓜果生冷，因常病心腹疼痛，每发必数日不食，后及二旬之外，则每发必至吐蛔。初吐尚少，自后日甚日多，每吐必一二十条，每发必旬日不食。所经诸医，但知攻虫，旋去旋生，百药不效。予为诊视脉证，并察病因，知其伤于生冷，以致脾胃虚寒，阴湿气聚，故为此证。使不温养脾胃，以杜寒湿化生之源，而但事攻虫，虫去复生，终无济也。因制温脏丸与之，药未完而病随愈矣。后因病愈，而少年任意，仍耽生果，旧病复作，再制丸服，乃得全愈。(《景岳全书·卷之二十》)

◆ **肿胀**

己酉岁，余客广陵，偶胻肿比于股，招所谓善疗者照之，不脓得愈。(《景岳全书·卷之六十四》)

儿科医案

◆ 发热

余之仲儿，生于乙卯五月，于本年初秋，忽尔感寒发热，脉微紧。然素知其脏气属阴，不敢清解，遂与芎、苏、羌、芷、细辛、生姜之属，冀散其寒。一剂下咽，不惟热不退而反大泻作，连二日泻不止喘继之，愈泻则愈喘。斯时也，将谓其寒气盛耶，何以用温药而反泻？将谓其火刑金耶，岂以清泻连日而尚堪寒凉？将谓其表邪之未除耶，则何以不利于疏散？束手无策，疑惧已甚，且见其表里俱剧，大喘垂危，又岂浅易之剂所能挽回？因沉思良久，渐有所得，乃用人参二钱，生姜五片，煎汁半盏，然未敢骤进，恐再加喘，必致不救，因用茶匙挑与二三匙，即怀之而旋走室中，徐察其呼吸之进退。然喘虽未减，而亦不见其增甚，乃又与三四匙，少顷，则觉其鼻息似乎少舒，遂放胆与以半小盅，更觉有应，自午及酉，完此一剂。适一医至，急呼曰：误矣，误矣！焉有大喘如此而尚可用参者？速宜以抱龙丸解之。余诺之而不听，乃复以人参二钱五分，如前煎汤，自酉至子尽其剂，剂完而气息遂平，鼽鼽大睡，泻亦止而热亦退矣。此所以知其然者，观其因泻反喘，岂非中虚？设有实邪，自当喘随泻减，是可辨也。向使误听彼医，易以清利，中气一脱，即当置之死地，必仍咎余之误用参也。孰是孰非，何人辨哉！余因纪此，以见温中散寒之功，其妙有如此者。（《景岳全书·卷之四十》）

◆ 呆病

余尝见一富翁之子，每多痰气，或时惊叫，凡遇疾作，辄用此丸（指抱龙丸，编者注），一投即愈。彼时以为神丹，如此者不啻十余次，及其长也，则一无听知，凝然一痴物而已，岂非暗损元神所致耶？（《景岳全书·卷之四十》）

◆ 呕吐

余季子于丁巳正月生于燕邸，及白露时甫及半周，余见新凉日至，虞衲褥之薄，恐为寒气所侵，每切嘱眷属保护之，而眷属不以为意。及数日后，果至吐泻大作。余即用温胃和脾之药，不效。随用理中等剂，亦不效。三日后，加人参三钱，及姜、桂、吴茱、肉豆蔻之类，亦不效。至四五日，则随乳随吐，吐其半而泻其半，腹中毫无所留矣。余不得已，乃用人参五六钱，制附子、姜、桂等各一二钱，下咽即吐，一滴不存，而所下之乳则白洁无气，仍犹乳也。斯时也，其形气之危，已万无生理矣。余含泪静坐书室，默测其故，且度其寒气犯胃而吐泻不止，若舍参、姜、桂、附之属，尚何术焉？伎已止此，窘莫甚矣。思之思之，忽于夜半而生意起，谓其胃虚已极，但药之气味略有不投，则胃不能受，随拒而出，矧附子味咸，亦能致呕，必其故也。因自度气味，酌其所宜，似必得甘辣可口之药，庶乎胃气可安，尚有生意。乃用胡椒三钱，捣碎，加煨姜一两，用水二盅，煎至八分，另盛听用。又用人参二两，亦用水二盅，煎至一盅，另盛听用。用此二者，取其气味之甘辛纯正也。乃用茶匙挑合二者，以配其味，凡用参汤之十，加椒姜汤之一，其味微甘而辣，正得可口之宜。遂温置热汤中，徐徐挑而与之，陆续渐进。经一时许，皆咽而不吐，

117

竟得获效。自后乳药皆安，但泻仍未止也。此自四鼓服起，至午未间，已尽二两之参矣。参尽后，忽尔躁扰呻吟，烦剧之甚，家人皆怨，谓以婴儿娇嫩，脏腑何堪此等热药？是必烧断肚肠也，相与抱泣。余虽疑之而不为乱，仍宁神熟思之。意此药自四鼓至此，若果药有难堪，何于午前相安，而此时遽变若此？其必数日不食，胃气新复，而仓廪空虚，饥甚则然也。傍有预备之粥，取以示之，则张皇欲得，其状甚急，乃与一小盏，轧鲸吞虎嗜，又望其余，遂复与半碗，犹然不足，又与半碗，遂寂然安卧矣。至次日，复加制附，始得泻止全愈。呜呼！此儿之重生，固有天命，然原其所致之因，则人之脏气皆系于背，褥薄夜寒，则寒从背俞而入，内干于脏，中必深矣。原其所治之法，则用药虽当，而气味不投无以相入，求效难矣。及其因饥发躁，使非神悟其机，倘妄用清凉，一解则全功尽弃，害可言哉？故余笔此，以见病原之轻重，气味之相关，及诊治之活变有如此关系者。虽然，此特以己之儿，故可信心救疗如是，设以他人之子，有同是病者，于用参数钱之时，见其未效，不知药未及病，必且烦言吠起，谤其误治，改用苦寒，无不即死，而仍归罪于用参者，此时黑白将焉辨之？（《景岳全书·卷四十一》）

【注】《续名医类案》在本案中引用叶天士评价说，半岁之婴儿如此大剂姜、桂等热药，加之胡椒三钱，人参二两，虽属寒侵，不必如此大剂也。幸而得生，乃粥之功。经云：五虚者死，粥浆则生。若竟讲用热药补剂，肠胃何堪消受。景岳将自己三子以证用热药大补之效，使后人信彼之说。立斋虽喜用温补未有若此之甚也，业幼科者不可执此法以误人。

◆ **泄泻**

都阃钱旭阳长郎，年及两周，季夏间以生果伤脾，因致先
泻后痢。旭阳善医，知其不过伤于生冷，乃与参、术、姜、桂温
脾等药。泻痢不愈，而渐至唇口生疮。乃谋之余，曰：此儿明为
生冷所伤，今不利温药，将奈之何？余曰：此因泻伤阴，兼之辛
辣遽人，而虚火上炎耳。非易以附子，不能使火归源也。因用二
剂，而唇口疮痛、咽肿倍甚，外见于头面之间，而病更剧矣。又
谋之余，曰：用药不投如此，岂真因湿生热耶？余诊之曰：上之
脉息，下之所出，皆非真热，本属阳虚。今热之不效，虽属可疑，
然究其所归，寒之则死，必无疑也。意者，药犹未及耳。旭阳曰：
尚有一证似属真寒，今其所用汤饮，必欲极滚极热者，余等不能
入口，而彼则安然吞之，即其喉口肿痛如此，所不顾也，岂其证
乎？余曰：是矣，是矣。遂复增附子一钱五分，及姜、桂、肉果、
人参、熟地之属，其泻渐止，泻止而喉口等证不一日而全收矣。
疑似之间，难辨如此，使非有确持之见，万无一生矣。余自经此
以来，渐至不惑，后有数儿，证治大同者，俱得保全。噫！此不
惑之道，其要何居？在知本之所在耳，临证者可无慎哉？（《景岳
全书·卷之四十一》）

余初年在京，治一五岁邻女，适经药铺，见有晒晾巴豆，其
父误以为松仁，以一粒与食之，嚼而味辣，即忙吐出，而已半粒
下咽矣。少顷，大泻十余次，泻后次日，即致肚腹通身悉皆肿胀，
绝口不食，因求治于余。或谓宜黄连、绿豆以解毒，或谓宜四苓、
五皮以利水。余曰：大攻之后，岂非大虚之证乎？能再堪苦寒以
败脾否？大泻之后，又尚有何水之可利？遂单用独参汤及温胃饮
以培脾气，不数剂而复元如初。夫既以大泻，而何以反胀若是？

因此一证，乃知大虚大寒而致成肿胀者，类多如此，新按。(《景岳全书·卷之四十一》)

◆ 虫证

胡宅小儿，年甫三岁，偶因饮食不调，延幼科诊治，所用之药，无非清火化滞等剂，因而更损胃气，反致呕吐溏泄。复加清利，遂致吐蛔，初止数条，渐至数十条，细如灯草，甚至成团搅结而出，早晚不绝，所下者亦如之，羸困至极，求治于予。因与温胃饮二三剂，其虫朝夕不止，其多如故。初不识其何所从来，而神化之速，一至如此。乃翁切恳曰：止此一儿，死生在公矣，万望先逐此虫，虫不尽则病日甚，其能生乎？予弗之听，但以前药倍加人参，仍加附子二三剂，而呕吐渐稀，泻亦随止。泻止后乃以理阴煎、温胃饮出入间用，十余日而虫渐少，一月余而饮食进，肌肉生，复元如故矣。其翁积诚称谢，因问曰：小豚之病诚然危矣，令何以不治虫，不治呕泄，而三者俱愈，可闻教乎？予曰：公之所畏者，虫也；予之所畏者，胃气也。且凡逐虫之药，无有不伤胃气者，向使胃气再伤，非惟不能逐虫，而命必随之矣，其害孰甚？故保生之权，全在知本知末，但使脾胃日强，则拔去化虫之源，而三病同归一得矣，尚何虫泻之敢横哉？闻者叹服，因附著按于此。(《景岳全书·卷之二十》)

◆ 疮疡

向予长男（指张介宾长子，编者注），生在癸丑，及乙卯五月，甫及二周而患背疽。初起时，背中忽见微肿，数日后按之，则根深渐阔，其大如碗，而皮色不变，亦不甚痛，至十余日，身有微热，其势滋甚。因谋之疡医，或云背疽，或云痰气，咸曰荤腥温补，一毫不可入口，乃投以解毒之药，一剂而身反大热，神气愈困，饮食不进矣，予危惧之甚。因思丹溪有云：痈疽因积毒在脏腑，当先助胃气为主，使根本坚固，而以行经活血佐之。又曰：但见肿痛，参之脉证虚弱，便与滋补，气血无亏，可保终吉。是诚确论也。因却前医，而专固元气以内托其毒，遂用人参三钱、制附子一钱，佐以当归、熟地、炙甘草、肉桂之属，一剂而饮食顿进，再剂而神采如旧，抑何神也？由是弛其口腹，药食并进，十剂而脓成。以其根深皮厚，复用针，出脓甚多，调理月余而愈。向使倾信庸流，绝忌温补滋昧，专意解毒，则胃气日竭，毒气日陷，饮食不进，倘致透隔内溃，则万万不保矣。且此儿素无虚病，何敢乃尔？盖以其既属阴证，又无实邪，见有确真，故敢峻补脾肾，方保万全。呜呼！医之关系，皆是类也。因录此按，用告将来，以见肿疡溃疡，凡虚证未见，而但无实热壅滞可据者，便宜托补。如此则其受益于不识不知，有非可以言语形容者。(《景岳全书·卷之四十六》)

◆ 丹毒

一小儿腿患丹如霞，游走不定，先以麻油涂患处，砭出恶血，毒即渐散，更以神功托里散，一剂而安。(《景岳全书·卷之四十七》)

◆ 误吞铁钉

王氏子，甫周岁，其母以一铁钉与之玩弄，不觉纳之口中，吞入喉间，其父号呼求救。余往视之，但见其母倒提儿足，以冀其出，口鼻皆血，危剧之甚。余晓之曰：岂有倒悬可以出钉而能无伤命者哉？因速令抱正，遂闻啼声。余曰：钉已下咽，不在喉矣。其父曰：娇嫩之脏，安能堪此？但因其哀求之切，不得不允，姑以慰之，然计无从出，而逼索方药，顷刻数四。余只得静坐斋头，潜思熟计，亦无所得，乃取本草一玩，觊启其几。见所载曰铁畏朴硝，遂得一计。乃用活磁石一钱，朴硝二钱，并研为末，付其父，令以熬熟猪油，加蜜和调药末与之，于申末之顷尽吞之。至次早，其父匍匐阶前曰：昨于三鼓时，忽解下一物，大如芋子，莹如纯菜，润滑无棱，药护其外，拨而视之，则钉在其中矣。持以视余，乃京中钉鞋所用蘑菇钉也。其父索其方，并问其故。余曰：所用者，芒硝、磁石耳。盖硝非磁石不能使药附钉，磁石非硝不能逐钉速出，非油则无以润，非蜜则未必吞，合是四者，则着者着，逐者逐，润者润，同功合力，裹护而出矣，公亦以为然否？其父手额称谢曰：神哉！不可泯也，宜笔记之，以资后人之识焉。（《景岳全书·卷之二十八》）

外科医案

◆ 疮疡

予尝治一儒者，年近三旬，素有耳病，每年常发，发必肿溃。至乙亥二月，其发则甚，自耳根下连颈项，上连头角，耳前耳后，莫不肿痛。诸医之治，无非散风降火，至一月后，稠脓鲜血自耳迸出，每二三日必出一酒盅许，然脓出而肿全不消，痛全不减，枕不可近，食不可加，气体俱困，自分其危，延余治之。察其形气已大不足，察其病体则肿痛如旧，仍若有余，察其脉息则或见弦急，或见缓弱。此非实热可知，然脉不甚紧，而或时缓弱，亦得溃疡之体，尚属可治。遂先以六味汤，二三剂而元气稍振。继以一阴煎加牛蒡子、茯苓、泽泻，仍倍加白蒺藜为君，服五十余剂。外用降痈散昼夜敷治，两月而后愈。盖此证虽似溃疡有余，而实以肝肾不足，上实下虚，一奇证也，故存识之。(《景岳全书·卷之四十七》)

馆友胡含素患发背，大如覆盂，神懵懵愦愦矣。延疡医至，束手，待肉腐糜方可用膏，徐长肌肉。问其术曰至此，问其候曰百日。果如其说，则含素将成乌有矣。遂急同弟辈求得前方（神仙薰照方，编者注）刻本，按法治之，一日痛止，二三日神清，如脱桎梏、释重负，肉肿如盂者日缩而小，并未尝腐糜也。不月余脓尽，爽然起矣。奇矣哉！不表而汗，不针而溃，不灸而陷举，不补而实，不下而毒尽，凡医人之针刺不必用也。至理归于易简，大道本在目前，所谓不可不思议者也。古今道术入妙者皆如此类，

兹重刻之，故为此叙。（《景岳全书·卷之六十四》）

邻人苏子遇之内，左手指患疔麻痒，寒热恶心，左半体皆麻，脉数不时见。余曰：凡疮不宜不痛，不宜大痛，烦闷者不治，今作麻痒，尤其恶也。用夺命丹二服，不应，又用解毒之剂，麻痒始去，乃作肿痛。余曰：势虽危，所喜作痛，但毒气无从而泄。欲针之，适值望日，其家俱言尻神，不从。势愈肿甚，余强针之，诸证顿退，又用解毒之剂，其疮乃愈。（《景岳全书·卷之四十六》）

表甥居富，右手小指患之（疔疮，编者注），或用针出血，敷以凉药，掌指肿三四倍，六脉洪大，此真气夺则虚，邪气胜则实也。先以夺命丹一服，活命饮二剂，势稍缓。余因他往，或又遍刺出血，肿延臂腕如瓠，手指肿大数倍，不能消溃，乃真气愈虚而邪气愈盛也。余回用大剂参、芪、归、术之类，及频灸遍手，肿势渐消。后大便不实，时常泄气，此元气下陷，以补中益气汤加补骨脂、肉豆蔻、吴茱萸、五味子。又以生脉散代茶饮，大便渐实，手背渐溃。又用大补药五十余剂渐愈。（《景岳全书·卷之四十七》）

魏生者，年三十余，素多劳碌，忽患环跳酸痛，数月后，大股渐肿，延予视之。曰：此附骨疽也，速当治之。与以活命饮二剂，未及奏效而肿益甚，因慌张乱投，或清火，或解毒，遂致呕恶发热，饮食不进，其势甚危，然后恳求相救。遂以参芪内托散大加炮姜，数剂而呕止食进，其肿软熟，知其脓成，速令针之，针处出脓不多。复以九味异功煎与之，遂得大溃，且瓣瓣出脓，溃者五六处，而腿肉尽去，止剩皮骨矣。溃后复呕恶发热不食，遂以十全大补汤及九味异功煎相间与之，然后热渐退，食渐进，稍有生色。然足筋短缩，但可竖膝仰卧，左右挨紧，毫不能动，动则痛极，自分已成废物。此后凡用十全大补汤八十余剂，人参三斤，而腿肉渐生，筋舒如故，复成一精壮男子，此全得救本之功也。(《景岳全书·卷之四十七》)

◆ **疮疡**

王安人发背，正溃时欲速效，敷以草药，即日而死。(《景岳全书·卷之四十六》)

张宜人年逾六十，患发背三日，肉色不变，头如粟许，肩背肿，脉洪数，寒热饮冷。予以人参败毒散二剂，及隔蒜灸五十余壮，毒大发，背始轻，再用托里药，渐溃。因血气虚甚而作渴，用参、芪、归、熟等药而渴亦止。彼欲速效，乃自用草药罨患处，毒气复入，遂不救。(《景岳全书·卷之四十六》)

一男子患胸疽，肿高作痛，肿处敷药，痛虽止而色变黯，肿外作痛，仍敷之，肉色亦黯，喉内作痛。不悟此为凉药所误，反尽颈敷之，其颈皆溃而死。(《景岳全书·卷之四十六》)

一男子陈姓者，年近三旬，素不节欲，忽见环跳酸痛，月余不愈。予曰：此最可畏，恐生痈毒之患。彼不信，又谋之一庸医，反被其诟，曰：此等胡说，真可笑也。筋骨之痛亦常事耳，不过风热使然，何言痈毒？遂用散风清火等药，至半年后，果见微肿，复来求治。予曰：速用托补以救根本，尚不迟也。彼又不信而谋之疡医，曰：岂有肿疡未溃而遽可温补耶？复用清火消毒之剂。及其大溃而危，再延余视，则脉证俱败，方信予言而痛悔前失，已无及矣。(《景岳全书·卷之四十七》)

一膏粱子茅姓者，年未三旬，素以酒色为事，亦患此证(指环跳酸痛，编者注)。早令服药，执拗不从，及其肿而脓成，令速针之，亦畏痛不从而偏听庸流，敷以苦寒解毒之药。不知脓既已

成，尤不可解，但有愈久愈深，直待自溃而元气尽去，不可收拾矣。(《景岳全书·卷之四十七》)

◆ 瘤赘

兹纪予于三旬之外，忽于臀下肛门前骨际皮里生一小粒，初如绿豆许，不以为意，及半年而如黄豆矣，又一年而如皂子，复如栗矣。此时乘马坐椅，皆有所碍，而渐至痛矣，然料此非敷药可散，又非煎药可及，使其日渐长大，则如升如斗，悬挂腰股间，行动不便，岂不竟成废物乎? 抱忧殊甚，谋之识者，皆言不可割刺，恐为祸不小。予熟筹数月，莫敢妄动。然窃计此时乘小不取，则日后愈大愈难矣，将奈之何? 尝见人臀股间受箭伤者，未必即死，此之利害，不过如是，遂决意去之。一日饮酒微醺，乘醉以柳叶针刺之，所出者皆如豆腐白皮之属，盖即粉瘤也。刺后顿消，予甚快然。及两日后，则肿如热痈，予以会通膏贴三日，脓溃而愈，予又快然。不两日，又肿起，更热更大，予则大惧大悔，谓瘤赘诚不可刺也。然而无奈，复以会通膏贴之，又三日而大溃，则溃出一囊如鱼胞者，然后收口全愈。今愈后数十年，此间仍有一小窍，诚险证也。向非予之勇决，则此后不知作何状，使开之再迟，则真有不可收拾矣。是以病不早治，则不知所终，此亦可为治病者之鉴。(《景岳全书·卷之四十七》)

◆ 下疳

余尝治一少年，因偶触秽毒，遂患下疳，始溃龟颈，敷治不效，随从马口延入尿管，以渐而深，直至肛门，逐节肿痛，形如鱼骨。每过夜，则脓结马口，胀不得出，润而通之，则先脓后尿，敷洗皆不能及，甚为危惧。余尝遇一山叟，传得槐花蕊方，因以治之，不十日而茎根渐愈。半月后，即自内达外，退至马口而全愈。疳愈后，即见些微广疮，复与五加皮饮十余剂而全愈。向彼传方者曰，此方善治淫疮，热毒悉从小便泄去，所以能治此疳。但服此者，可免终身疮毒后患。然犹有解毒奇验，则在疮发之时，但见通身忽有云片红斑，数日而没者，即皆疮毒应发之处，疮毒已解而疮形犹见，是其验也。予初未之信，及此人疮发之时，疮固不多，而通身红斑果见，凡两日而没，予始知疮之有奇，一至如此。(《景岳全书·卷之四十七》)

◆ **便毒**

又胡判官脓清脉弱，以大补之药而已愈。因新婚复发，自用连翘消毒散，致泻痢不止，竟致不救。可见此证属不足者多矣，非补不可。大抵便毒属肝经，初起坚硬，肝主筋故也。五七日后当赤软，脓成故也。若尚坚硬，乃元气不能腐化。往往人见坚硬，只欲内消，反服攻散药，多致虚虚之祸，前此治者，即其验也。(《景岳全书·卷之四十七》)

五官科医案

◆ 喉痹

来宅女人，年近三旬，因患虚损，更兼喉癣疼痛，多医罔效。余诊其脉，则数而无力。察其证，则大便溏泄。问其治，则皆退热清火之剂，然愈清火而喉愈痛。察之既确，知其本非实火，而且多用寒凉，以致肚腹不实，总亦格阳之类也。遂专用理阴煎及大补元煎之类出入间用，不半月而喉痛减，不半年而病全愈。（《景岳全书·卷之二十八》）

余友王蓬雀，年出三旬，初未识面，因患喉痹十余日，延余诊视。见其头面浮大，喉颈粗极，气急声哑，咽肿口疮，痛楚之甚，一婢倚背，坐而不卧者累日矣。及察其脉，则细数微弱之甚。问其言，则声微似不能振者。询其所服之药，则无非芩、连、栀、柏之属。此盖以伤阴而起，而复为寒凉所逼，以致寒盛于下而格阳于上，即水饮之类俱已难入，而尤畏烦热。余曰：危哉，再迟半日，必不救矣。遂与镇阴煎，以冷水顿冷，徐徐使咽之。用毕一煎，过宿而头项肿痛尽消如失。余次早见之，则癯然一瘦质耳，何昨日之巍然也。遂继用五福饮之类，数剂而起，疑者始皆骇服。自后感余再生，遂成莫逆。（《景岳全书·卷之二十八》）

◆ 喉窍紧涩

余在燕都，尝见一女子，年已及笄。忽一日于仲秋时，无病而喉窍紧涩，息难出入，不半日而紧涩愈甚。及延余视，诊其脉，无火也；问其喉，则无肿无痛也；观其貌，则面青瞪目不能语也；

听其声，则喉窍之细如针，抽息之窨如线。伸颈挣命求救，不堪之状甚可怜也。余见而疑之，不得其解，然意谓风邪闭塞喉窍，非用辛温不能解散，遂以二陈汤加生姜煎而与之，毫忽无效。意复用独参汤以救其肺，然见其势危若此，恐滋怨谤，终亦未敢下手。他医见之，亦但束手而已。如此者，一日夜而殁。后又一人亦如此而殁。若此二人者，余至今莫识其所以病，此终身之疑窦，殊自愧也。然意必肺气竭绝而然，倘再有值此者，恐非独参汤决不能救，故笔诸此，以俟后之君子虚心详酌焉。（《景岳全书·卷之二十八》）

　　【注】王学权在《重庆堂随笔·卷上·论治案》中评述说，香岩先生（指叶桂，编者注）云：锁喉风之为病也，有闭、脱二证，闭证气道秘塞关窍而死，脱证大汗、大吐、大泻，虚脱而死。闭证以开通为急，脱证以补敛为要。景岳所见北都女子之病，乃闭证也。夫女子善怀，性执抑郁者多，年已及笄，未免有难言之隐，愤懑抑郁，肝气不得疏泄，决非一日。交秋令则肝气愈敛，或食生冷，或受寒凉，郁遏肝气，肝性促急，触而暴发，上干心肺之窍，口不能言，无肿无痛，见面色之青者，知其为肝病也。经云：暴病暴死皆属于火。火郁于内，不能外达，故似寒证。关窍闭塞，经络不通，脉道不行，多见沉滞无火之脉。此时治法，惟紫金丹，姜汤磨灌，则关隘必开，因内有麝香通窍。开口之后，然后用二陈加菖蒲、枳壳、香附、郁金之类降之。视为脱证用参，此雪上加霜耳！凡治病，难明之证，必有至理焉，故不得不为之细辨。景岳自恃绝世聪明，毁谤前坚，而遇此证，束手无策，毫无见识，而以独参汤议补，何得谓之明理乎？

其他医案

◆ 诈病

一邻妇，以妒妾作闹，诟夫反目，因而病剧，则咬牙瞪眼，僵厥不苏，若命在呼吸间者。其夫惊惶无措，其妾几遭不堪。浼予救之，则脉非其病，遂用前法（指采用情志疗法，即用预后很差之危言告知病人。编者注）治之，愈后其夫感谢，而不知为其所愚也。若此二人，则又人事中之常态，使不有悬朗之鉴，则此中变幻，有以假病而延成真病者，有以小忿而延成大祸者，兹予拂之若振埃，不但为人造福，而且可防人之欺，故亦纪之，以资仓卒之急用。（《景岳全书·卷之三十四》）

姻戚士子，为宦家所殴，遂卧病旬日，吐血盈盆。因喧传人命，连及多人，延医数辈，见其危剧之状，皆束手远避，防为所累也。最后予往视之，察其色，则绝无窘苦之意，诊其脉，则总皆和缓如常。予始疑之，而继则悟之，因潜语之曰：他可欺也，予亦可欺耶？此尔之血也，抑家禽之血耶？其人愕然。浼予无言，遂为调和，而相衔感而散。（《景岳全书·卷之三十四》）

予向同数友游寓榆关，客邸内一友，素耽风月，忽于仲冬一日，谯鼓初闻，其友急叩予户，启而问之，则张皇求救。云：所狎之妓，忽得急证，势在垂危，倘遭其厄，祸不可解。予随往视之，见其口吐白沫，僵仆于地，以手摸之，则口鼻四肢俱冷，气息如绝。陡见其状，殊为惊骇，因捱手诊之，则气口和平，脉不应证。予意其脉和如此，而何以证危如是？第以初未经识，犹不知其为诈也。然沉思久之，则将信将疑，而复诊其脉，则安然如故，始豁然省悟，岂即仲景之说也。遂大声于病妓之傍曰：此病危矣，使非火攻，必不可活。非用如枣如栗之艾，亦不可活。又非连灸眉心、人中、小腹数处，亦不可活。余寓有艾，宜速取来灸之。然火灸尚迟，姑先与一药，使其能咽，咽后少有声息，则生意已复，即不灸亦可，若口不能咽，或咽后无声，当速灸可也。即与一药，嘱其服后即来报我。彼狡奴闻予之言，窃已惊怖，惟恐大艾着身，药到即咽，咽后少顷，即哼声出而徐动徐起矣。予次日问其所以，乃知为吃醋而发也。予闻之大笑，始知姊妹行中，奸狡之况有如此。（《景岳全书·卷之三十四》）

予在都中时，一相契金吾公，蓄二妾，其一则燕姬也，有母随之。一日二妾相竞，燕姬理屈，其母助恶，叫跳撒赖，遂至气厥若死，乃令一婢抱持而坐，自暮及旦，绝无苏意。清晨延予疗之。予初入室，见其肉厚色黑，面青目瞑，手撒息微，及诊其脉则伏涩若脱，亦意其真危也。斯时也，欲施温补，则虑其大怒之后，逆气或有未散。欲加开导，则虑其脉之似绝，虚极有不能胜。踌躇未决，乃请复诊。及入室再见，则不若前次之撒手，而十指交叉，抱腹仰坦于婢者之怀。因疑其前番撒手，今即能叉手，岂他人之所为乎？及著手再诊，则似有相嫌不容之意，而拽之不能动，此更可疑也。因出其不意，卒猛一扯，则顿脱有声，力强且劲。由是前疑始释，谓其将死之人，岂犹力有如是乎？乃思其脉之若此者，或以肉厚气滞，此北人禀赋多有之也，或以两腋夹紧，此奸人狡诈亦有之也。若其面青息微，则怒气使然，自不足怪。识见既定，因声言其危，使闻灸法，以恐胜之。遂先投一剂，到咽即活。次日会公，因询予曰：日昨之病，固料其势必危矣。然谓其为真邪，则何以药甫及唇，而效之峻速有如此？谓其为假耶，则何以能终夜做作，而形证之肖似有如此？昨公所用之药，果亦有何玄秘，否是皆不能无疑也。予曰：予之玄秘，秘在言耳。亦不过借药为名耳，但使彼惧，敢不速活。经曰：忧可胜怒，正此谓也。是可见人情之巧，其有最难测者皆如此，使昨非再诊而再察之，则予亦几为所诳矣。是以凡遇此类，不可不加之详审。（《景岳全书·卷之三十四》）

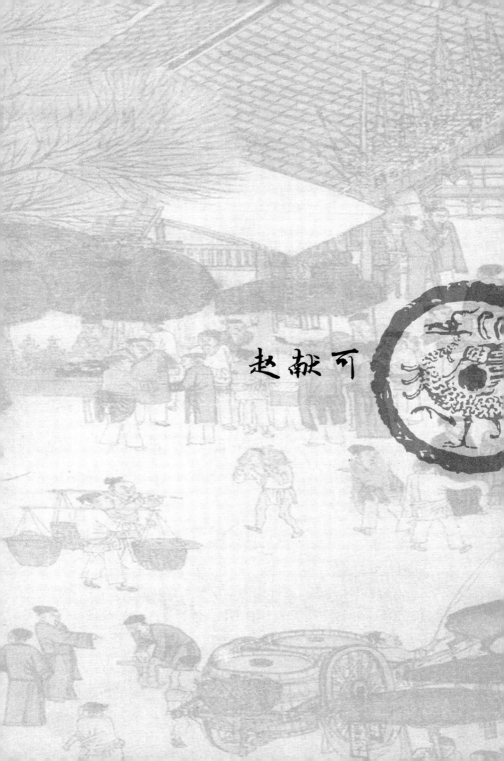

赵献可

内科医案

◆ 发热

有一友宦游京师，病腿痛发热，不能履地，众以为腿痈。延予视之，扶掖而出见。予曰：非痈也。以补中益气汤，加羌活、防风各一钱，一服如失。次日乘马来谢。（《医贯·卷之六》）

◆ 咳嗽

一男子年五十余岁，病伤寒咳嗽，喉中声如鼽，与独参汤。一服而鼽声除，至二三服而咳嗽亦渐退，服二三斤病始全愈。（此阳虚之案）（《医贯·卷之四》）

有一等干咳嗽者，丹溪云：干咳嗽极难治。此系火郁之证，乃痰郁其火，邪在中，用逍遥散以开之，下用补阴之剂而愈。（《医贯·卷之四》）

◆ 泄泻

后（徐阳泰，编者注）少尝蟹螯，复泻下委顿，仍服八味汤，及补剂中重加姜桂而愈。夫一身历一岁间耳，黄连苦茗，曩不辍口，而今病以纯热瘥。向非先生，或投大黄凉药下之，不知竟作何状。……四明弟子徐阳泰顿首书状。（《医贯·卷之六》）

◆ 痢疾

丁巳之夏，避暑檀州，酷甚，朝夕坐冰盘间，或饮冷香薷汤，自（指徐阳泰，编者注）负清暑良剂。孟秋痢大作，初三昼夜下百许，次红白相杂，绝无渣滓，腹胀闷，绞痛不可言。或谓宜下以大黄，先生（指赵献可，编者注）弗顾也，竟用参术姜桂渐愈。犹白积不止，服感应丸而痊。……四明弟子徐阳泰顿首书状。(《医贯·卷之六》)

◆ 水肿

又有一等，纯是阴虚者，其证腹大脐肿腰痛，两足先肿，小水短涩，喘嗽有痰，不得卧，甚至头面皆肿，或面赤口渴，但其人饮食知味，大便反燥。医见形肿气喘，水证标本之疾，杂用利水之药而益甚。殊不知阴虚，三焦之火旺，与冲脉之属火者，同逆而上。由是水从火溢，上积于肺而嗽，甚则为喘呼不能卧，散聚于阴络而为胕肿，随五脏之虚者入而聚之，为五脏之胀。皆相火泛滥其水而生病也，以六味地黄加门冬、五味大剂服之。余亲试有验，故录。(《医贯·卷之五》)

◆ 中风

有一等形体肥胖，平素善饮，忽一日舌本硬强，语言不清，口眼㖞斜，痰气上涌，肢体不遂。此肥人多中，以气盛于外而歉于内也，兼之酒饮湿热之证，须用六君子加煨葛根、山栀、神曲而治之。(《医贯·卷之二》)

◆ 郁病

又有一等，郁证似疟者，其寒热与正疟无异，但其人口苦、呕吐清水或苦水，面青，胁痛，耳鸣，脉涩。须以逍遥散加茱、连、贝母，倍柴胡，作一服。继以六味地黄加柴胡、芍药调理而

安。(《医贯·卷之六》)

◆ 血证

又（徐阳泰，编者注）患便血不止，服补中、黑姜立断，不再剂。种种奇妙，未易殚述。噫！先生隔垣见人，何必饮上池水哉！闻之善赠人者以言，其永矢勿谖者亦以言。不肖侏儒未足为先生重，窃以识明德云尔。四明弟子徐阳泰顿首书状。(《医贯·卷之六》)

◆ 口渴

不肖（指徐阳泰，编者注）体素丰，多火善渴，虽盛寒，床头必置茗碗，或一夕尽数瓯许。又时苦喘急。质之先生，为言此属郁火证，常令服茱连丸，无恙也。……四明弟子徐阳泰顿首书状。(《医贯·卷之六》)

有渴甚者，每发（指疟疾，编者注）时饮汤不绝，必得五六大壶方可，余以六味丸一料，内肉桂一两，水十碗，作四砂锅，煎五六碗，以水探冷，连进代茶，遂熟睡渴止而热愈。(《医贯·卷之六》)

又有一等，病渴急欲饮水，但饮下不安，少顷即吐，吐出片刻，复欲水饮，至于药食，毫不能下。此是阴盛格阳，肾经伤寒之证也。予反复思之，用仲景之白通汤，加人尿、胆汁，热药冷探之法，一服稍解，三服全瘳。其在男子间有之，女子恒多有此证。(陶节庵名之曰回阳返本汤)(《医贯·卷之四》)

◆ 消渴

一男子患此（指消渴，编者注），余欲以前丸（即加减八味丸，编者注）治之。彼则谓肉桂性热，乃私易之以黄柏、知母等药，遂口渴不止，发背疽而殂。彼盖不知肉桂为肾经药也。前证乃肾经虚火炎上无制为患，用桂导引诸药以补之，引虚火归元，故效也。成无己曰：桂犹圭也，引导阳气，若执圭以从使者然。若夫上消者，谓心移热于肺，中消者，谓内虚胃热，皆认火热为害。故或以白虎汤，或以承气汤，卒致不救。总之是下焦命门火不归元，游于肺则为上消，游于胃即为中消。以八味肾气丸，引火归元，使火在釜底，水火既济，气上熏蒸，俾肺受湿润之气而渴疾愈矣。(《医贯·卷之五》)

妇科医案

◆ 妊娠哮喘

病室（指徐阳泰之妻，编者注）孕时，喘逆不眠，用逍遥散立安。(《医贯·卷之六》)

◆ 妊娠疟痢

有一孕妇，疟痢齐发，医治两月余，疟止而痢愈甚，又加腹痛，饮食少进，延余视之。余曰：虚寒也。以补中益气加姜桂，一服痢止太半，再一服而反加疟病大作。主人惊恐。余曰：此吉兆也。向者疟之止，乃阴盛之极，阳不敢与之争。今服补阳之剂，阳气有权，敢与阴战，再能助阳之力，阴自退听。方中加附子五分，疟痢齐愈。大服补剂，越三月产一子，产后甚健。(《医贯·卷之六》)

儿科医案

◆ 呕吐泻利

一小儿患呕吐泻利，烦躁搐搦，或以为惊，或以为风。余见其口燥，手指茶壶，腹中鸣，出对诸医曰：易治也，借药笼中三味药足矣。用黄连五分，甘草三分，人参五分，水煎冷服，下咽顷刻，即睡而安。或问曰：黄连、甘草解毒善矣，又加人参五分，谓何？余曰：若不用参，此儿当病气弱数日，得参明后日复如无病人矣。次日果然，(《医贯·卷之六》)

外科医案

◆ 睾丸肿胀

余一日患阴丸一个，肿如鸭卵，发热，以温热证治之，不效。细思之，数日前从定海小船回，有湿布风帆在坐下，比登舟始觉，以意逆之，此感寒湿在肾丸也。乃用六味地黄，加柴胡、吴茱萸、肉桂各一钱，独活五分，一服而热退，再服而肿消。后有患偏坠者，此方多妙。（《医贯·卷之六》）

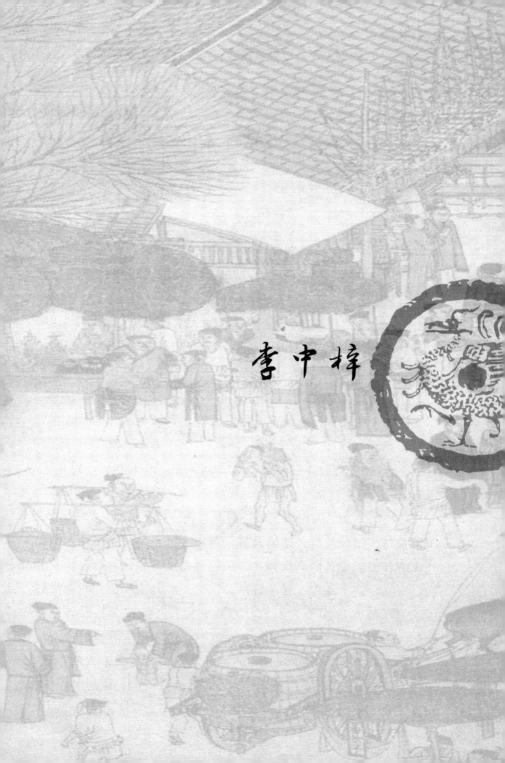

李中梓

内科医案

◆伤寒

娄水张尔和，伤寒第二日，头痛发热，正在太阳。余曰：方今正月，天令犹寒，必服麻黄，两日愈矣。若服冲和汤，不惟不得汗，即使得汗，必致传经。遂以麻黄汤热饮之，更以滚水入浴桶置床下熏之，得汗如雨，密覆半日易被，神已爽矣。至晚索粥，家人不与。余曰：邪已解矣，必不传里，食粥何妨？至明日果愈。不以麻黄汗之，传变深重，非半月不安也。(《医宗必读·卷之五》)

丹阳邑侯王维凝，伤寒汗下后时时灼热，医谓汗后不为汗衰，邪气深重，禁其食，服清剂。困倦已极，求治于余。余曰：脉小腹濡，此邪气已尽，正气未复，谷气不加，阳明失养，非病也，饥也。病者不能言，但首肯不已。徐进糜粥，日五六次，居五日，不药愈。(《里中医案·王维凝伤寒》)

钱相国孙女，患伤寒发瘟，昏闷大热，鼻多出血，晕不知人。医用黄芩，烦躁愦乱，遗床跌掷，鼻血不已。余曰：瘟毒未彻而壮火方炎，欲发其瘟则血益甚，欲凉其血则瘟愈伏。乃以紫草五钱，干葛一钱，陈皮、甘草各八分饮之，瘟乃快而血口止。然后以玄参、犀角等剂授之而愈。(《里中医案·钱相国孙女伤寒发瘟》)

儒者吴君明，伤寒六日，谵语狂笑，头痛有汗，大便不通，小便自利，众议承气汤下之。余诊其脉，浮而大，因思仲景云：

伤寒不大便六七日，头疼有热，小便清，知不在里，仍在表也。方今仲冬，宜与桂枝汤。众皆咋舌掩口，谤之甚力，以谵狂为阳盛，桂枝入口必毙矣。余曰：汗多神昏，故发谵妄，虽不大便，腹无所苦，和其营卫，必自愈耳。遂违众用之。及夜而笑语皆止，明日大便自通。故夫病变多端，不可胶执，向使狐疑而用下药，其可活乎？（《医宗必读·卷之五》）

休邑吴文哉，伤寒，烦躁面赤，昏乱闷绝，时索冷水，其弟曰休乞余决死期。手扬足掷，难以候脉，五六人制之，方得就诊，洪大无伦，按之如丝。余曰：浮大沉小，阴证似阳也。与附子理中汤，当有生理。曰休骇曰：医者十辈至，不曰柴胡承气，则曰竹叶石膏，今反与热剂，乌乎敢？余曰：温剂犹生，凉剂立毙矣！曰休卜之吉，遂用理中汤。加人参四钱、附子二钱，煎成入井，冰冷与饮。甫及一时，狂躁定矣。再剂而神爽，服参至五斤而安。文哉遗以书曰：弟为俗子所误，既登鬼录矣，而兄翁拯全之，大奇亦大幸也！方弟躁热之时，医以三黄汤入牛黄服之，转加闷绝，举室哀号，惟是治终具，候目瞑而已。不意兄翁毅然以为可活，参附一投，阴霾见晛，荆妻稚子，含泪欢呼，一日即醒，经年乃复。呜呼！父母生之，兄翁再生之，昊天罔极，莫可云喻。敢志巅末，乞附案帙，俾天下万世，知药不可浪投，命不可轻弃，何莫非大仁人回春之泽哉。（《医宗必读·卷之五》）

医者杜仲豌子，伤寒八日而大热不休，胸腹满痛，脉细且软，为阳症得阴脉，法在不治。余曰：欲攻之，则形体已虚；欲补之，则邪气犹在。无已，用杏仁五钱，苏子、枳实、厚朴、当归各三钱服之，外用姜、楂、葱白炒热熨之，又令两人更互揉摩，时时以浓岭茶加生蜜饮之。至夜分，腹中大响，下结粪殊多。更以前汤服，仍令揉摩，复下宿物，而后热退神已，困倦虚热蒸蒸不已。

令食糜菜，继食人乳一钟，日进数次，两日而神清热止。更以生地、麦冬、茯苓、知母、陈皮、甘草、大枣服二日，更以四君子加陈皮、麦冬，服数日而元神复。夫阳症阴脉，十发九死，况大积未消，犹难措手，乃知法不可以尽拘也。（《里中医案·杜仲畹子大热胸腹满痛》）

社友韩茂远，伤寒九日以来，口不能言，目不能视，体不能动，四肢俱冷，众皆曰阴证。比余诊之，六脉皆无，以手按腹，两手护之，眉皱作楚，按其跌阳，大而有力，乃知腹有燥屎也。欲与大承气汤，病家惶惧不敢进。余曰：吾郡能辨是证者，惟施笠泽耳。延至诊之，与余言若合符节，遂下之，得燥屎六七枚，口能言，体能动矣。故按手不及足者，何以救此垂绝之证耶？（《医宗必读·卷之五》）

同邑吴君明，患伤寒至六日，谵语狂笑，不大便，众皆欲用大承气汤下之。余见其小便清，因思仲景曰伤寒不大便六七日，头痛有热，小便清，知不在里，仍在表也。欲用桂枝汤，群然诽谤，以为此阳盛之症，桂枝到口必毙矣。余曰：汗多亡阳，故发谵语。虽不大便，腹无所苦，和其荣卫，必自愈耳。遂违众用之，及夜而笑语皆止，明日大便亦通，故知病变多端，不可胶执，向使狐疑而用下药，祸不旋踵。（《删补颐生微论·医案论第二十三》）

同社王月怀，伤寒至五日，下利不止，懊恼目胀，诸药不效。有以山药、茯苓与之，虑其泻脱。余诊之，六脉沉数，按其脐则痛，此协热自利，中有结粪。小承气倍大黄服之，得结粪数枚，诸证悉安。（《医宗必读·卷之五》）

光禄卿吴玄水患伤寒，头痛腹胀，身重不能转侧，口中不和，语言谵妄。有云表里俱有邪，宜以大柴胡下之。余曰：此三阳合

病也，误下之，决不可救。乃以白虎汤连进两服，诸证渐减，更加天花粉、麦门冬，二剂而安。(《医宗必读·卷之五》)

◆ **感冒**

郡侯陈莲石，易于感冒，得风剂乃安，频发频服，四五年矣。余曰：脉大如波涌，软若羹肥，表虚而玄府不密也。日散其邪，是开门延寇矣。制玉屏风散三斤，剂毕而永不再发。(《里中医案·陈莲石感冒》)

◆ **发热**

楚中中翰秦五梅，发热困倦头痛，以风治转剧。余曰：六脉虚软，中气下陷，阳气不充而头痛，阴气衰少而内热。补中益气加葛根，一剂而减，数剂而愈。(《里中医案·秦五梅发热困倦头痛》)

内戚顾淡之，劳神之后，烦躁大热，头痛时作时止。医者禁其饮食，一与之解表，见四日热不退，欲与攻里。余诊之曰：脉不浮紧，安得表耶？又不沉实，安得里耶？惟心部大而涩，此劳心而虚烦，乃类伤寒，非真伤寒。禁食饿绝矣，与之粥，兼进归脾汤，五日而安。(《医宗必读·卷之五》)

同邑社友俞敬敷，饮食不均，远行劳倦，发热烦闷，症类伤寒，乃禁食不与。比余视之，言语轻微，手背不热，六脉数而软，此真气不足，非有外邪也。力勉其进粥，乃与甘温大补之剂，恪服数日，热退而安。(《删补颐生微论·卷之四》)

汪望洋之孙，年方舞象，发热咳嗽，羸弱头眩，二冬、二母、知、柏、芩、连，不啻百剂，病势转增。余诊其脉，右脉虚软，及知脾肺气虚，火不生土之候也。遂用补中益气即愈。(《医宗必

读·卷之六》）

五家嫂发热烦渴，胸腹痛甚，肢节皆疼，服理气降火和血之药不效。余诊其脉紧而非数，乃中有痼冷也，遂用八味丸料加人参服之，数剂而霍然。（《删补颐生微论·卷之四》）

孝廉俞彦直，肌肤灼热，神气昏闷，闻食即呕，强食即吐，困惫不支。或欲温补，余按其热处在骨间，脉沉而搏，此伏火也。用黄连一钱五分，山栀、黄柏各一钱，枳壳、陈皮各二钱，甘草五分，煎成入姜汁三匙，服四剂而痊。更以六味丸加生脉散，调摄次岁。（《里中医案·俞彦直伏火》）

新安程幼安，食少腹闷，食粥者久之，偶食蒸饼，遂发热作渴，头痛呕逆。或以伤寒治之，或以化食破气之药投之，俱不效，势甚危迫。余诊之，谓其兄季涵曰：脉无停滞之象，按之软且涩，是脾土大虚之证也，法当以参术理之。众皆不然，予曰：病势已亟，岂容再误？遂以四君子汤加沉香、炮姜与之，数剂而减，一月而安。（《医宗必读·卷之十》）

给谏许霞城，悲郁之余，陡发寒热，腹中满闷。医者谓外感风而内挟食也，余独以为不然。举之无浮盛之象，按之无坚搏之形，安在其内伤外感乎？不过郁伤中气耳！以补中益气加木香、白蔻，十剂而复其居处之常。（《里中医案·许霞城寒热腹满》）

少宗伯顾邻初，丙辰年患发热困倦，目昏耳鸣，脚软不能行，大便燥结，手足麻痹，腰胯疼痛。余诊之曰：肾虚不能上交，心虚不能下济。且尺脉迟软，力勉其用八味丸、十全大补汤加圆眼三十枚。五十余日，精神渐旺，肌肉渐充，致书鸣感。（《医宗必读·卷之六》）

给谏黄健庵，中气大虚，发热自汗，喘急。余诊之，脉大而数，按之如无，此内有真寒，外见假热，当以理中汤冷饮。举

家无主，不能信从，惟用清火化痰之剂，遂致不起。(《医宗必读·卷之九》)

◆ **咳嗽**

郡侯王敬如患痰嗽，辄服清气化痰丸，渐至气促不能食。余曰：高年脾土不足，故有是证，若服前丸，则脾土益虚矣。投以六君子汤加煨姜三钱、益智一钱五分，十剂而痰清。更以前方，炼蜜为丸，约服一斤，饮食乃进。(《医宗必读·卷之九》)

青溪陈县尊名镛夫人，蒸热干咳，肌体骨立，服滋阴降火而食减泄泻。余曰：脉状如丝，阳气虚也，以补中益气加肉果、诃子、干姜，月余而泻止减咳矣。(《里中医案·陈县尊名镛夫人蒸热干咳肌体骨立》)

太学史明麟，经年咳嗽，更医数十人，药不绝口，而病反增剧，自谓必成虚痨。余曰：不然。脉不数不虚，惟右寸浮大而滑，是风痰未解，必多服酸收，故久而弥甚。用麻黄、杏仁、半夏、前胡、桔梗、甘草、橘红、苏子。五剂知，十剂已。(《医宗必读·卷之九》)

文学金伯仓，咳而上气，凡清火润肺化痰理气之剂，几无遗用，而病不少衰。余诊其肾脉大而软，此气虚火不归元。用人参三钱，煎汤送八味丸五钱，一服而减。后于补中益气汤加桂一钱、附子八分，凡五十剂，及八味丸二斤而瘥。(《医宗必读·卷之九》)

◆ **喘证**

社友宋敬夫令爱，中气素虚，食少神倦，至春初忽喘急闷绝，手足俱冷，咸谓立毙矣。余曰：气虚极而金不清肃，不能下行，非大剂温补，决无生理。遂以人参一两，干姜三钱，熟附子三钱，白术五钱，一服即苏。后服人参七斤余、姜附各二斤，痊愈不复发。（《医宗必读·卷之九》）

社友孙芳其令爱，久嗽而喘，凡顺气化痰清金降火之剂几于遍尝，绝不取效。一日喘甚烦躁，余视其目则胀出，鼻则鼓扇，脉则浮而且大，肺胀无疑矣。遂以越婢加半夏汤投之，一剂而减，再剂而愈。（《医宗必读·卷之九》）

太学朱宁宇在监时，喘急多痰，可坐不可卧，可俯不可仰，惶急求治。余曰：两尺独大而软，为上盛下虚。遂以地黄丸（即六味地黄丸，编者注）一两，用桔梗三钱、枳壳二钱、甘草一钱、半夏一钱，煎汤送下，不数剂而安。（《医宗必读·卷之九》）

太学邹中涵，久困痿喘，痰中时或带血，服清金保肺、降火滋阴无益。余曰：阳强而阴弱，本于中气不足，而虚炎干清肃之司也。若血家之药，投在上苦腻膈，在下苦滑润矣。中涵曰：胸中滞闷，已非朝夕，肠胃近滑泄矣。遂煎参术膏，日暮同二陈汤服，喘嗽咸宁。（《里中医案·邹中涵喘嗽》）

吴门张饮光，发热干咳，呼吸喘急。始用苏子降气，不应，乃服八味丸，喘益急，轻舟兼夜迎余。余视其两颊俱赤，六脉数大，此肺肝蕴热也。以逍遥散用牡丹皮一两、苡仁五钱、兰叶三钱，连进二剂，喘吸顿止。以地黄丸料，用麦味、五味煎膏及龟胶为丸，至十斤而康。（《医宗必读·卷之六》）

相国杨文老，历吾郡督兑时，与余有生平，垂顾就诊，极言痰气作楚，喘急而不能食，遍体作痛，服清气化痰无异服水，何也？余曰：岂止无益，翻受害矣。肥人气居于表，中气必虚，脾弱不能胜湿，气虚不能健运，是以多痰而喘，盍用四君子加星夏，佐以姜汁，可数剂已也。遂恪服之。计下车至起行凡七日，而痰

喘果平。(《删补颐生微论·卷之四》)

京卿叶震瀛夫人,痞闷而喘,肌肤如灼,汗出如洗,目不得瞑,六脉皆代,有医者请以十剂决效。余谓之曰:神气不甚衰者,灯将灭而复明也,汗如油,喘不休,明旦死矣。果夜分神口,初晓死。(《里中医案·叶震瀛夫人临终时症候》)

社友孙芳其令爱,久嗽而喘……以越婢加半夏汤而愈。余曰:今虽愈,未可恃也,当以参术补元,助养金气,使清肃下行。竟因循月许,终不调补,再发而不可救药矣。(《医宗必读·卷之九》)

◆ 哮病

王邃初,老于经商,患哮喘者二十年。舟次谈及,余谓年望六十难治,及诊脉尚有神,右寸浮滑,是风痰胶固于太阴之经。以杏仁、防风、甘、桔、白芥子、麻黄,三剂而病状减。因以丹溪治哮丸与之,仍日进六君子汤,连服无问,经年而愈。(《里中医案·王邃初哮喘》)

文学顾明华,十年哮嗽,百药无功。诊其两寸数而涩,余曰:涩者,痰火风寒,久久盘踞,根深蒂固矣。须补养月余,行吐下之法。半年之间,凡吐下十次,服补剂百余,遂愈。更以补中益气为丸,加鸡子、秋石,服年许,永不复发。(《医宗必读·卷之九》)

◆ 肺痿

白下姚越甫,乙卯秋二子俱痨瘵死,悲痛不已。蒸热咳嗽,两目不明,腰肢无力,口吐清涎,唇有白点。服滋阴药、开郁药、补中药、清火药。余曰:左脉数大无伦,右脉沉缓无力。此为传尸，有虫蚀脏，不去虫，无生理。用加芎归血余散，加甘遂、天灵盖，共为末。以东引桃枝煎汤，于八月初二天未明时空心调服，至辰巳时，下虫如小鼠者三枚，两头尖者数枚。以病者困顿，亟于人参一两煎服。薄暮又服参一两。明日四鼓，更以末药减半服之，下两头尖虫数枚。另以十全大补汤料丸服半载平复。其虫以烈火煅过，雄黄末研匀，入瓶封固，埋于僻地绝人行处。（《里中医案·姚越甫传尸》）

张远公三年久嗽，服药无功，委命待尽，一日以他事造予居，自谓必不可治，姑乞诊之。余曰：饥时胸中痛否？远公曰：大痛。视其上唇白点如糟者十余处，此虫啮其肺。用百部膏一味，加乌梅、槟榔与服，不十日而痛若失，咳顿止矣。令其家人从净桶中觅之，有寸白虫四十余条，自此不复发。（《医宗必读·卷之九》）

◆ 胸痛

善化令黄桂岩，心疼夺食，脉三动一止，良久不能自还。原医云五脏之气不至，法当旦夕死。余曰：古人谓痛甚者脉多代。周梅屋云：少得代脉者死，老得代脉者生。今桂岩春秋高矣，而胸腹负痛，虽有代脉，安足虑乎？果越两旬而桂岩起矣。故欲穷脉之变者，非博学人不能也。（李延昰《脉诀汇辨·卷九》）

上舍宋敬夫，心腹大痛，伛偻不能仰。日服行气和血药，无益也。余谓寸脉左手滑而急，其气不能以息，偶得一咳，攒眉欲绝，此为心疝无疑。以酱姜进粥，取小茴香、川楝子、青木香、广木香、茱萸、木通、玄胡索、归身、青皮，一服而痛减，五日而安。（《里中医案·宋敬夫心疝》）

少司丞张侗初，善怒善郁，且酬应繁剧，胸中痛甚，夜不成寐。医用菖蒲、枳、朴、木香、豆蔻，殊不知此症属虚，虚则浊

阴不降，神气失守，故痛不寐也。遂以归脾汤倍加人参、当归，不十剂而胸次快然安寝。(《里中医案·张侗初胸痛不寐》)

社友姚元长之内，久患痞积，两年治愈……逾三年，调理失宜，胸腹痛甚。医者以痛无补法，用理气化痰之药，痛不少衰。余诊之，大而无力，此气虚也，投以归脾汤加人参二钱，其痛立止。(《医宗必读·卷之七》)

文学顾六吉，胸中有奇痛，不吐则不安者，已历两载。偶为怒触，四十日不进粥浆，三十日不下溲便，面赤如绯，神昏如醉。终事毕备，以为旦夕死矣。余视其脉，举之则濡，按之则滑，是胃中有火，膈上有痰，浸淫不已，侵犯膻中，壅遏心窍，故迷昧乃尔。以沉香、海石、胆星、瓦楞子、牛黄、雄黄、天竺黄、朱砂、冰、麝为细末，姜汁、竹沥和沸汤调送。初进犹吐其半，继进乃全纳矣。随服六君子加星、香、姜、沥，两日而溲便通，三日而糜饮进。调摄百余日，遂复正常。遗书鸣感云：不肖允谦气暴于怒，神戕于思，形体不得休息，饮馔不能谐，宜中外弗戢，痰伺为殃，淫涵綦深，直干心主，沉疴越乎寻常，谷液荒于累月，焦腧否塞，溲便交封，刹那就木，谁曰不然。命意老先生隔垣洞视，病魔陡遁三舍，甘露一洒，起死而更生之。嗟乎！今日有生之年，糜非老先生手援之力，劫运可消，血惊不泯，生生世世，衔结奚穷。请以数行，收纪案帙。俾普天之下，知秦越人犹在今日，不得舍上池神饵，而听命于庸人也。不其胥吾世于仁寿之域哉。(《里中医案·顿六吉胸痛呕吐不食神昏》)

相国钱机山，两膺隐隐痛，膈间不快，食后苦刺酸。余门人孙黄绪，以六君子加黄连、山栀未效。余曰：肝木挟火，脾土伏寒，乃以参、术各三钱，干姜、黄连、甘草各一钱，煎成加姜汁少许，调治一月而愈。(《里中医案·钱机山两膺隐痛，食后刺

酸》）

◆ 不寐

太常卿胡慕东，形神俱劳，十昼夜目不得瞑，服归脾汤数剂，中夜见鬼。更服苏合丸，无功。余曰：脉大而滑，痰气胶固也。二陈汤加枳实、苏子，两日进四剂，未效。以人参汤送滚痰丸，下痰积甚多，因而瞑眩。大剂六君子汤，服一月愈。（《里中医案·胡慕东不寐》）

新安吴修宇令侄，烦躁发热，肌体骨立，三年在床，目不得瞑。余诊其肝脉沉而坚，此怒火久伏，木郁宜达也。以柴胡五钱，白芍、丹皮、栀子各三钱，甘草、桂枝各五分。日晡方进剂，未抵暮而熟寐，至明午未觉，举家惊疑。余曰：卧则魂归于肝。三岁不归，疲劳已极，譬如久热得凉，乐而忘返，无庸虑也。直夜分方醒，喜不自禁，愈。（《里中医案·吴修宇令倒不寐》）

◆ 神昏

内臣赵荣庵，忽然昏仆，胸膈肚腹硬满，气口独强。此食厥也，以枳实、橘红二两，煎服四碗，加食盐少许，探吐颇多。更用香砂平胃散，数剂而安。（《里中医案·赵荣庵食厥》）

文学沈子凡之内，忽然晕绝，周身如冰，自寅至申，竟不得苏。咸曰不可救矣。余曰：脉虽潜伏，而气口则隐隐见也。但真微之脉，粗浮者不能察耳。东垣以卒倒为气虚，正谓是症也。以人参一两，生姜汁一钟，冰片一分，和匀灌之，下咽便醒。（《里中医案·沈子凡气虚晕绝》）

吴门金宪郭履台，年高入房，昏倦不食。医知其虚，服补中益气汤加姜桂，不效。遣使迎余，兼夜而往视之。目不能瞬，口不能言，肌体如烙。余曰：脉大而鼓，按之如无，真气欲绝，正嫌病重而药轻耳。以人参三两，熟附三钱，煎液，半日饮尽，目开。再剂能言笑，数日神气渐复。用大剂补中，兼服八味丸，五十日而起。(《里中医案·郭履台昏倦不食》)

燕邸张可真，自远方归，忽中风昏冒，牙关紧闭。先以牙皂末取嚏，次以箸抉开，灌苏合丸二丸，后以防风散投之，连进三服，出汗如洗。此邪自外解，去麻黄、独活、羚羊角，加秦艽、半夏、胆星、钩藤、姜汁，十剂痰清神爽。服六君子加竹沥、姜汁、钩藤，六十日痊。(《医宗必读·卷之六》)

吴门周复庵，年及五旬，荒于酒色。忽然头痛发热，医以羌活汤散之，汗出不止，昏晕不苏。余与之灸关元十壮而醒，四君子加姜桂，日服三剂，至三日少康。分拆家产，劳而且怒，复发厥。余用好参一两、熟附二钱、煨姜十片，煎服，稍醒，但一转侧即厥，一日之间，计厥七次。服参三两，至明日以羊肉羹、糯米粥与之，尚厥二三次。至五日而厥定。向余泣曰：已蒙再生，不知有痊愈之日否？余曰：脉有根蒂，但元气虚极，非三载调摄不能康也。幸其恪信余言，遵守用药，两月之间，服参四斤，三年之内，进剂六百帖，丸药七十余斤，方得步履如初。亲友众多，议论杂出，若非病人任之专，或久而见疑，服药少怠，未有获生者也。(《医宗必读·卷之六》)

太史杨方壶夫人，盛怒得食，忽然晕倒，医认中风。余曰：左关弦急，右关滑大而软，本中气不足，又为肝木乘脾，故食不能化。先用理中汤加枳壳、玄明粉，二剂下黑粪数枚，急以六君子加姜汁而服，四剂晕乃止。(《里中医案·杨方壶夫人肝木乘脾》)

徽商汪华泉，忽然昏仆，遗尿手撒，汗出如珠，众皆以绝证既见，决无生理。余曰：手撒脾绝，遗尿肾绝，法在不治，惟大进参附，或冀万一。遂以人参三两，熟附五钱，煎浓灌下，至晚而减。复煎人参二两，芪、术、附各五钱，是夜服尽，身体稍稍能动。再以参附膏加生姜、竹沥盏许，连进三日，神气渐爽。嗣后以理中、补中等汤，调养二百日而安。（《医宗必读·卷之六》）

邑尊张大羹令郎，丙子六月间未申时，晕绝不知人，至更余未醒，此得之生冷太过也。皂角末吹鼻中无嚏，举家惊惶。余以皂角灰存性，新汲水灌之，更取沉、檀焚之，俾香气满室，以达其窍，至子后方苏，服十味香薷饮而安。此暑中挟虚。（《医宗必读·卷之六》）

◆ 谵妄

鞠上囝，抑郁蒸热如焚，引饮不休，卧床谵语，户外事如见。医认伤寒，又认鬼祟。余曰：肝脉浮濡，肺脉沉数。夫木性虽浮，肝则藏血藏魂，而隶于下焦，脉当沉长而弦。金性虽沉，肺则主气藏魄，而居乎至高，脉当浮短而涩。肺燥而失其相傅之权，则肝为将军之官，无所畏制，遂飞扬而上越，不能自藏其魂耳。魄强则魂安，今魄弱而魂不肯退藏，乃逐虚阳而放荡，此名离魂。魂既离矣，则出入无时，故户外事皆见皆闻也。当救肺金之燥，使金气足而肝木有制，则魂归矣。用清燥加减，人参、黄芪、麦冬、天冬、五味、当归以润肺养气，芍药、枣仁、栀子、甘草以摄肝归魂，橘红、沉香使九天之阳下降，升麻、柴胡使九天之阴上升。两剂而呓语止，十剂而烦渴皆除，一月而病魔退。（《里中医案·鞠上囝谵语》）

章仲舆令爱在阁时，昏晕不知人，苏合香丸灌醒后，狂言妄语，喃喃不休。余诊其左脉七至，大而无伦，右脉三至，微而难见，正所谓两手如出两人，此祟凭之脉也。线带系定二大拇指，以艾灸两介甲至七壮，鬼即哀词求去。服调气平胃散加桃奴，数日而祟绝，此名恶中。(《医宗必读·卷之六》)

◆ 哭笑无常

张少椿令爱，以丧子过丧，伤惊于迅雷，时泣时笑，时语时骂，如中鬼祟者，左寸浮滑，余皆沉细。是悲恐伤心，心伤则热，热积生风，痰因以聚也。用滚痰丸七钱，陈皮、杏仁、丹参煎汤，遂下出痰积甚多，更进四钱，再下而瘥。(《里中医案·张少椿令爱悲惊伤心》)

◆ 癫病

文学张方之，久忧暴惊，遂发颠妄，服补心神药，服逐痰涎药，均无俾(《脉诀汇辨·卷九》为裨，编者注)也。余曰：六脉结而有力，非大下其痰，无由瘥也。先服宁志膏三日，遂以小胃丹下之。三月之内，服小胃丹数次，去痰积始尽。更以归脾、妙香加牛黄、龙骨为丸，剂毕而康。向使下之不如是之屡屡，以尽其痰，将成痼疾矣。(《里中医案·张方之颠疾》)

◆ 胃痛

县令章生公，在南都应试时，八月初五，心口痛甚，至不能饮食。余诊之，寸口涩而软，与大剂归脾汤加人参三钱、官桂一钱。生公云：痛而骤补，实所不敢，得无与场期碍乎？余曰：第能信而服之，可以无碍，恐反投破气之药，其碍也必矣。遂服之，不逾时而痛减，更进一剂，连饮独参汤两日而愈，场事获竣。(《医宗必读·卷之八》)

孝廉李长蘅，吴门舟次，忽发胃脘痛，用顺气化食之剂弗效。余诊之，曰：脉沉而迟，客寒犯胃也。以参苏饮加草豆蔻二钱，煎就，加生姜自然汁半碗，一服而减，二服而瘳。（《医宗必读·卷之八》）

给谏章鲁斋，暑月自京口归邑，心中大痛，吴门医者令服香薷饮，痛势转增。余曰：寸口弦急，痰食交结也。服香砂二陈汤，二帖，痛虽略减，困苦烦闷。更以胃苓汤加半夏二钱、大黄三钱，下黑屎数枚，痛减三四，仍以前汤用大黄四钱，下胶痰十数碗，始安。（《医宗必读·卷之八》）

◆ **痞满**

社友姚元长之内，久患痞积，两年之间，凡攻击之剂无遗用矣，而积未尽除，形体尪羸。余闻之而告其友曰：积消其半，不可伐已，但用补汤，元气一复，病祟全祛耳。元长信之，遂作补丸，服毕而痞果全消。（《医宗必读·卷之七》）

文学倪念岚，累劳积郁，胸膈饱闷，不能饮食。服消食之剂不效，改为理气，又改而行痰，又改而开郁，又改而清火，半载之间，药百余剂，而病势日增，惶惧不知所出，始来求治于余。余先简其方案，次诊其六脉，喟然叹曰：脉大而软，两尺如丝，明是火衰不能生土，反以伐气寒凉投之，何异于人既入井，而又下石乎？遂以六君子汤加益智、干姜、肉桂各一钱，十剂而少苏。然食甚少也，余劝以加附子一钱，兼用八味丸调补，凡百余日，而复其居处之常。（《医宗必读·卷之十》）

宪副徐厚源，神气困倦，满闷不食已经月矣。余曰：湿郁生痰，凝泣于经。以苍术、菖蒲、半夏、白蔻、橘红、茯苓连饮十剂，闷少舒而食亦进，每日吐出痰数口。更以二陈、二术、姜、

芥汁为丸，日服之。痰泛、大便出甚多，月余而神旺。(《里中医案·徐厚源神倦满闷不食》)

◆ **嘈杂**

浦东施元廓，剧饮后忽发嘈杂，似痛非痛，似饥非饥。或曰痰因火动，治之以芩、连、花粉、知母、瓜蒌，剂盈百矣，而病犹是也。余为诊之，满指而缓且软，是脾家湿痰，非肺家燥痰也，贝母、瓜蒌何缘下乎？是虚气为孽，非实火为殃也，芩、连、花粉安敢用乎？为处六君子汤，加苍术以胜湿，加姜汁以行痰。越半月不复来招，余意其更医矣。比使者至，遗手启云：弟为酒误，酿此奇疴，他人历岁月无功，仁兄以一七立起，不十日而尽扫病。夫形景何幸如之，何感如之！业已改煎作丸，兹且朝夕服矣。以其神效，遂不敢易丝毫耳。(《里中医案·施元廓饮后嘈杂》)

苏淞道程九屏，嘈杂不宁五月矣，服痰剂、凉剂。余曰：脉阳强而阴弱，病得之酒且内（指饮酒后同房，编者注），用连理汤（理中汤加黄连、茯苓，编者注）同加减八味丸并服，三月而胸中之楚尽释。(《里中医案·程九屏嘈杂》)

◆ **呕吐**

兵尊高云圃久患呕吐，阅医颇众，病竟不减。余诊之曰：气口大而软，此谷气少而药气多也。且多犯辛剂，可以治表实，不可以治中虚；可以理气壅，不可以理气弱。投以熟半夏五钱、人参三钱、陈仓米一两、白蜜五匙，甘澜水煎服，二剂减，十剂安。(《医宗必读·卷之十》)

大司寇姚岱芝，吐痰泄泻，见食则恶，面色萎黄，神情困倦，自秋及春，无剂弗投，经久不愈。比余诊之，口不能言，亟以补中益气去当归，加肉果二钱、熟附一钱、炮姜一钱、半夏二钱、人参四钱。日进二剂，四日而泻止，但痰不减耳。余曰：肾虚水泛为痰，非八味丸不可，应与补中汤并进。凡四十日服人参一斤，饮食大进，痰亦不吐，又半月而酬对如常矣。（《医宗必读·卷之七》）

屯院孙潇湘，夏月食瓜果过多，得食辄呕，十日弗止，举家惊惶，千里迎余，比至署中已二十日矣。困顿床褥，手足如冰。余曰：两尺按之有神，胃气缕缕不绝，只因中气本弱，复为寒冷所伤耳。遂用红豆丸连进三服，至明日便能食粥，兼与理中汤加丁香、沉香，旬日之间，饮食如常矣。（《医宗必读·卷之十》）

诸暨□望之，积热呕吐，洒淅恶寒。余曰：竹茹、栀子三钱、茯苓、陈皮二钱，甘草一钱，煎成加姜汁七匙，乘热服。望之曰：他医方相类，不效。何故？余曰：热甚而呕，口有冷气，此火极似水之象，须冷药热饮，方得《内经》之旨。昨他医未知热服，热饮有效而速，望之曰：然。（《里中医案·口望之呕吐》）

◆ **食积**

给谏晏怀泉夫人，先患胸腹痛，次日卒然晕倒，手足厥逆，时有医者以牛黄丸磨就将服矣。余诊之，六脉皆伏，惟气口稍动，此食满胸中，阴阳痞隔，升降不通，故脉伏而气口独见也。取陈皮、砂仁各一两，姜八钱，盐三钱，煎汤，以指探吐，得宿食五六碗，六脉尽见矣。左关弦大，胸腹痛甚，知为大怒所伤也。以木香、青皮、橘红、白术、香附煎成与服，两剂痛止。更以四君子加木香、乌药，调理十余日方瘥。此食中兼气中。（《医宗必读·卷之六》）

◆ **噎膈**

江右太学方春和，年近五旬，多欲善怒，患噎三月，日进粉饮一钟，腐浆半钟，且吐其半。六脉细软，此虚寒之候也。用理中汤加人乳、姜汁、白蜜、半夏，一剂便减，十剂而日进糜粥。更以十全大补加竹沥、姜汁，四十帖诸症皆愈。(《医宗必读·卷之七》)

金元之之内患噎，胸腹有奇痛而经阻，医认瘀血。余察其脉，细为气衰，沉为寒痼，若攻瘀血，加霜于雪也。况自下而上，处处皆痛，明非血矣。参、芪、术各二钱，木香、姜、桂各一钱，煎成，和醇酒饮之。甫入口便快，半月而痛止。因常服理中汤，数年弗辍。(《里中医案·金元之之内噎症》)

南都徐奉诚，膈噎不通，渣质之物不能下咽，惟用人乳、醇酒数杯，吐沫不已，求治于余。余曰：口吐白沫，法在不治，脉犹未败，姑冀万一。用人参、黄芪、当归、白术、陈皮、桃仁、牛乳、白蜜、姜汁，连进十剂，白沫渐少。倍用参术，三月全安。(《医宗必读·卷之七》)

太学姚三省，膈噎呕吐，或与清火，或与疏通，或与化痰，或与散郁，居半载而愈甚。余曰：气口无力，两尺迟难，脾肾交虚之诊也。脾虚则升降失职，而痰起中焦；肾虚则真火衰微，食难运化。与白术五钱，炒令焦色，半夏二钱，炮姜二钱，沉香一钱。一剂而呕吐减半，再剂而食进。凡二十日而善啖，如汤沃雪，余亦不意其速效至此。(《删补颐生微论·卷之四》)

邑宰张孟端夫人，忧怒之余，得食辄噎，胸中隐隐痛。余诊之曰：脉紧且滑，痰在上腕，用二陈加姜汁、竹沥。长公伯元曰：半夏燥乎？余曰：湿痰满中，非此不治。遂用四剂，病尚不减，改大半夏汤，服四帖，胸痛乃止，又四帖而噎亦减，服二十剂而安。若泥半夏为燥，而以他药代之，岂能愈乎？惟痰不盛，形不肥者，不宜与服也。（《医宗必读·卷之七》）

◆ 腹痛

光禄卿吴伯玉夫人，患腹满而痛，喘急异常，大便不通，饮食不进，医者用利气利水之剂，二十日不效。余诊之，脉大而数，右尺为甚，令人按腹，手不可近。余曰：此大肠痈也。脉数为脓已成，用黄芪、皂刺、白芷之类，加葵根一两，煎一碗，顿服之，未申痛甚，至夜半而脓血大下，昏晕不支，即与独参汤稍安，更与十全大补，一月而愈。此似胀而实非者。（《医宗必读·卷之七》）

海上太学乔宪卿，郁怒之余，胸腹胀痛，先服消痰疏气化食之剂不效，服大黄下之不效，更以人参补之，又不效。迎余诊之，脉弦而数，此内有郁热，为寒凉饮食，壅之而痛。用黄连三钱，栀子一钱五分，橘红、白蔻各二钱，钩藤、木香各八分，官桂二钱，煎成，加姜汁半钟，二剂痛止，四剂之后加干姜、人参而霍然。（《医宗必读·卷之八》）

翰林掌院杨方壶夫人，怒后饮食停滞作痛，每用枳、朴、楂、芽，七日无功，商治于余。遂以六君子汤加玄明粉投之，宿垢顿下。滞痛虽除，昏倦不能进食，稍得食便泄泻，困乏难状。日用人参一两，熟附三钱，黄芪、白术、肉果各二钱，甘草六分，半夏一钱，间以六君子、补中汤调理，参必一两，附必三钱，百日之内，未尝少间。越五月，服人参至八斤，姜附至二斤，方复居处之常。（《删补颐生微论·卷之四》）

江右给谏晏怀泉如夫人，盛暑腹痛，自汗淋漓。服清火行气药，俱无当也。余曰：左脉涩，右脉濡，此气弱不能运行，血因以阻耳。用参、芪、姜、桂、桃仁、归尾、苏木、玄胡索、郁金，二剂而痊。当暑而用姜、桂，舍时从症也。（《里中医案·晏怀泉如夫人腹痛》）

京口褚怒飞，腹痛白浊，其脾湿下陷也。以补中益气加莲实十剂效，四十剂平复。两月复发，以前方加莲实、五味子丸服愈。（《里中医案·褚怒飞腹痛白浊》）

京卿胡慕东，名忻，少腹作痛，连于两胁，服疏肝之剂，一月以来，日甚一日。余诊之，左关尺俱沉迟，治以理中汤加吴茱萸。一剂知，十剂起矣。（《医宗必读·卷之八》）

门人薛昙孚之内，十五岁，腹痛甚，面黄体瘦。服清热药、通经药、疏气药、补血养气等药，无效。余察其皮肤甲错，左尺独数，是小肠有痈。脉数，知脓已成，当以药溃之。以葵根一两，皂角刺二钱，陈皮三钱，两剂而脓血大下。更以太乙膏为丸，参芪汤送下，一月而愈。（《里中医案·薛昙孚之内小肠痈》）

沔阳州学宪钱长玉夫人，腹痛肠鸣，或谓怒伤肝气，又谓虫积血积。余见其身伛偻而气喘呼，脉弦而细，此女子之疝也。用青木香、广木香各一钱五分，川楝子、木通、肉桂、茴香各一钱，当归、甘草各八分。一剂痛止，四剂已。（《里中医案·钱长玉夫人疝症》）

内侄陆文蔚之内，自上脘抵少腹奇痛欲绝，服山栀、枳、朴，弥甚。余曰：脉诚数矣，独不察其沉则软乎？不第土愈，抑且火衰。六君子加姜桂，大剂饮之而痛减，原医犹谓之火症。文蔚信余言，调一月愈。（《里中医案·陆文蔚之内腹痛》）

太史焦猗园，当脐切痛，作气食疗之无功。余诊之曰：当脐者，少阴肾之部位也，况脉沉而弱，与气食有何干涉？非徒无

益，反害真元。以八味丸料煎饮，不十日而健康如常。（《医宗必读·卷之八》）

襄阳郡守于鉴如，在白下时，每酒后腹痛，渐至坚硬，得食辄痛。余诊之曰：脉浮大而长，脾有大积矣。然两尺按之软，不可峻攻。令服四君子汤七日，投以自制攻积丸三钱，但微下，更以四钱服之，下积十余次，皆黑而韧者。察其形不倦，又进四钱，于是腹大痛，而所下甚多。服四君子汤十日，又进丸药四钱，去积三次，又进二钱，而积下遂至六七碗许，脉大而虚，按之关部豁然矣。乃以补中益气调补，一月痊愈。（《医宗必读·卷之七》）

【注】李中梓《里中医案·于鉴如腹痛有积》也录有本案，但最后为"以补中益气加蓬术为丸，服两月而霍然"。

廉宪张七泽子舍，心腹痛而动，或注于两足，或升于高巅，或在手腕，或在肩髃。余朝诊之而大如鼎沸，暮诊之而小如蛛丝，此祟凭也。磨苏合丸，入獭肝，甫进一口，大呼曰：秽物也，何污吾口耶？忽跃起尺许，凭虚而走数步呼余。詈曰：吾于成庙时构冤，得请于上帝，汝何以粪灌我耶？余因不治。七泽请其期。余曰：秋分仓公日，安谷者逾期，不安谷者不及期。今糜饮未绝，可逾期也。果秋分后三日而绝。（《里中医案·张七泽子舍心腹痛而动》）

给谏侯启东，腹中嘈痛，余按其左胁，手不可近，凡饮食到口，喉间若有一物接之者然。余曰：脉大而数，腹痛呕涎，面色萎黄，此虚而有湿，湿热相兼，虫乃生焉。当煎人参汤，送槟黄丸，以下虫积，虫若不去，虽服补汤，竟何益乎？豫瞻先生畏谨之至，不敢轻投，终莫能起。（《医案必读·卷之七》）

◆ 腹胀

锦衣太傅徐澹宁，禀畀素壮，病余肥甘过度，腹胀气粗。余诊之，脉盛而滑，按之不甚虚，宜以利气之剂，少佐参术。惑于多岐之说，旦暮更医。余复诊曰：即畏参不用，攻击之剂，决不可投也。后与他医商之，仍用理脾疏气之剂而安。（此气胀之实，亦不大虚者。）（《医宗必读·卷之七》）

太学何宗鲁，夏月好饮水。一日太宗师发放，自早起候至未申，为炎威所逼，饮水计十余碗，归寓便胀闷不能食，越旬日，腹如抱瓮，气高而喘。求治于余，余曰：皮薄而光，水停不化也。且六脉坚实，其病暴成，法当利之。遂以舟车丸每服三钱，香薷汤送，再剂而二便涌决如泉，复进一钱五分，腹减如故。用六君子十帖即愈。（《医宗必读·卷之七》）

闽中周东志，形羸善饭，忽胀满。医认食多不化，服槟榔、枳、楂、麦芽、神曲、厚朴，胀势转增。余曰：右手脉滑，知为胃火。用石膏、黄连、山栀、木香、陈皮、酒蒸大黄，二剂而胀止。（《里中医案·周东志胃火》）

◆ 腹疾

常镇道张大羹子，舍有腹疾。余曰：六脉俱濡，气口独牢，乃中气太虚而有坚积也。困惫不食者，以攻积太过也。虽用补中汤，只可延时日耳，果月余毙。（《里中医案·张大羹子中虚有积》）

◆ 泄泻

大宗伯董玄宰，夏初水泄，完谷不化，服胃苓汤、四君子汤。

余曰：春伤于风，夏生飧泄，谓完谷也。用升阳除湿汤加人参二钱，两剂顿止。（《里中医案·董玄宰泄泻》）

郡守张三星，泄泻无度，自服燥湿分利达气药。余诊其脉滑而无力，此中虚下陷，而痰滞不化也。以六君子加升、柴、沉香、五倍子，十剂而安。（《里中医案·张三里泄泻》）

闽中太学张仲辉，纵饮无度，兼嗜瓜果，忽患泄泻，日一十余次。先服分利，不应，继服燥药，转见沉剧。余曰：六脉俱浮，因思经云春伤于风，夏生飧泄。非大汗之，不能解也。用麻黄、升麻、干葛、甘草、生姜煎服。或曰：麻黄为重剂，虽伤寒不敢轻用者。仲辉叹曰：吾命将尽，姑服此剂，以冀万一。遂服而取汗，泄泻顿止。（《里中医案·张仲辉泄泻》）

亲家，工部王汉梁，郁怒成痞，形坚而甚痛，攻下太多，遂泄泻不止，一昼夜计下二百余次。一月之间，肌体骨立，神气昏乱，舌不能言，已治终事，待毙而已。余诊之曰：在证虽无活理，在脉犹有生机，以真脏脉不见也。举家喜曰：诸医皆曰必死，何法之治而可再起耶？余曰：大虚之候，法当大温大补。一面用枯矾、龙骨、粟壳、樗根之类以固其肠，一面用人参二两、熟附五钱以救其气。三日之间，服参半斤，进附二两，泻遂减半，舌转能言。更以补中益气加生附子、干姜，并五帖为一剂，一日饮尽。如是者一百日，精旺食进，泻减十九。然每日夜犹下四五行，两足痿废，用仙茅、巴戟、丁、附等为丸，参附汤并进。计一百四十日，而步履如常，痞泻悉愈。向使委信不专，有一人参以他说，有片语畏多参附，安得有再生之日哉？详书之，以为信医不专者之药石。（《医宗必读·卷之七》）

银台许惺初，腹满不食，日泻数次，医用六一、香薷。余曰：非暑也，是高年土虚，频伤于饱，当扶其本。以六君子加姜桂，

二十剂而泻止食进。(《里中医案·许惺初泄泻腹满不食》)

燕都王湛六兄，以脾泄求治，神疲色瘁。诊得促脉，或十四五至得一止，或十七八至得一止。余谓其原医者曰：法在不治。而医者争之曰：此非代脉，不过促耳，何先生之轻命耶？余曰：是真元败坏，阴阳交穷，而促脉呈形，与稽留凝泣而见促者，不相侔也。医者唯唯。居一月而果殁。(《脉诀汇辨·卷九》)

◆ **便秘**

嘉定钱远之，二十五岁，以鼓盆之戚，悲哀过度，不能食饭，又十余日，粥亦不能食，随食随吐，二便闭涩，自谓必死。求余诊。余曰：脉按有力，非死证也。以酒蒸大黄加桃仁、当归、砂仁、陈皮，蜜丸与服，凡五服而下燥屎干血甚多，病若失矣。数日之间，能食倍常。(《医宗必读·卷之七》)

少宰蒋恬庵，服五加皮酒，遂患大便秘结，四日以来，腹中胀闷，服大黄一钱，通后复结。余曰：肾气衰少，津液不充，误行疏利，是助其燥矣。以六味丸煎成，加人乳一钟，白蜜五钱，三剂后即通，十日而康复矣。(《医宗必读·卷之九》)

文学顾以贞，素有风疾，大便秘结，经年不愈，始来求治。余曰：此名风秘，治风须治血，乃大法也。用十全大补汤加秦艽、麻仁、杏仁、防风、煨皂角仁，半月而效，三月以后永不复患。以手书谢曰：不肖道力，僻处穷乡，日与庸人为伍，一旦婴非常之疾，困苦经年，靡剂不尝，反深沉痼。遂不远百里，就治神良，乍聆指教，肺腑快然，及饮佳方，如臭味之投，百日以来，沉疴顿释，今幸生归矣。凡仰事俯育，傋非意外之庆，则傋非台翁之赐哉！全家额首，尸祝湛思，乞附名案之尾，以志感悰，幸甚。(《医宗必读·卷之九》)

少宗伯顾邻初……一日多饮虎骨酒，大便仍结，医者皆云八味丸非久服之药，十全大补宜去肉桂，反用知母、玄参佐之，服之数月，遂致不起。（《医宗必读·卷之六》）

◆ 痢疾

兵尊张纲庵，秋间患痢，凡香、连、枳、朴等剂，用之两月而病不衰。余诊之，滑而有力，失下之故也。用香、连、归、芍、陈皮、枳壳，加大黄三钱，下秽物颇多，诊其脉尚有力，仍用前方，出积滞如鱼肠者约数碗，调理十余日而痊。（《医宗必读·卷之七》）

抚台毛孺初，痢如鱼脑，肠鸣切痛，闻食则呕，所服皆芩、连、木香、菖蒲、藿香、橘红、芍药而已。后有进四君子汤者，疑而未果。飞艇相招，兼夜而往。诊得脉虽洪大，按之无力，候至右尺，倍觉濡软。余曰：命门火衰，不能生土，亟须参附，可以回阳。孺翁曰：但用参术可愈否？余曰：若无桂附，虽进参术，无益于病，且脾土大虚，虚则补母，非补火乎。遂用人参五钱，熟附一钱半，炮姜一钱，白术三钱。连进三剂，吐止食粥，再以补中益气加姜附十四剂后，即能视事。（《医宗必读·卷之七》）

淮安郡候许同生令爱，痢疾腹痛，脉微而软，余曰：此气虚不能运化精微，其窘迫后重者，乃下陷耳。用升阳散火汤一剂，继用补中益气汤十剂，即愈。（《医宗必读·卷之七》）

屯院孙潇湘夫人，下痢四十日，口干发热，饮食不进，腹中胀闷，完谷不化，尚有谓其邪热不杀谷者，计服香、连、枳壳、豆蔻、厚朴等三十余剂，绝谷五日，命在须臾。迎余诊之，脉大而数，按之豁然。询得腹痛而喜手按，小便清利，此火衰不能生土，内真寒而外假热也。亟煎附子理中汤，冰冷与服，一剂而痛

止，六剂而热退食进。煎服八味丸二十余日，霍然起矣。(《医宗必读·卷之七》)

文学顾伟男之内，痢疾一月，诸药无功。余诊之曰：气血两虚，但当大补。痢家药品一切停废，以十全大补连投十剂，兼进补中益气加姜桂，二十余剂而安。(《医宗必读·卷之七》)

郡侯傅世烈，疟发而汗如雨，此风伤卫耳。医认气虚，用参术致病。余以表皮饮加卜子、麦芽而愈。因不节饮食，腹痛下痢。余曰：既经下后，愈而复发，一月之疟，两月之痢，脉如悬丝，其虚已极，正须大补，第杯水不救车薪火矣。用二剂少安，逾旬不起。(《里中医案·傅世烈疟痢》)

◆ **胁痛**

江右太学李明奇，素雄壮，忽患左胁痛，手不可近，用左金丸、泻肝汤。至月余痛处渐大，右胁亦痛，不能行动，神气如痴，惚惚若有所失，面色黄，两关脉促，此蓄血已深，非快剂不下也。用桃仁承气汤，一服不动。再加干漆、生大黄五钱，下血块十余枚，痛未全减，又下数枚如鸡子大者，痛遂止，神乃爽然。惟见困倦，先与独参汤，再用八珍汤调理三月而康。(《删补颐生微论·卷之四》)

相国杨文若，……嗣后胁痛眩晕，使来求方。余制白术半夏天麻丸，参姜汤送下而愈。(《里中医案·杨文若痰喘善饥不能食》)

◆ **黄疸**

青浦邑尊韩原善，遍体发黄，服茯苓渗湿汤。余曰：脉细如丝，身冷如冰，口中不渴，此阴黄也。以姜汁同茵陈遍身擦之，

服六君子加干姜、熟附、茵陈，应手而效。（《里中医案·韩善普阴黄》）

◆ **积聚**

文学骆元宾，十年患疝，形容枯槁。余视之，左胁有形，其大如臂，以热手握之，沥沥有声，甚至上攻于心，闷绝者久之，以热醋熏炙方醒。余曰：此经所谓厥疝也。用当归四逆汤，半月积形衰小，更以八味丸间服。喜其遵信余言，半载无间，积块尽消，嗣后不复患矣。（《医宗必读·卷之八》）

新安程旃林，素禀虚羸，左腹有肥气。余以补中汤，兼肥气丸，三增三减，积始尽去。更以参、术、姜、附为丸，调摄数月而瘳。（《里中医案·程旃林肥气》）

孝廉品公原，宦途失志，胸膈间觉有一物忽上忽下，甚则少腹痛不可忍。服开郁化气药无益。余问块之上下时作声否？曰：其声甚长。余曰：此丙丁之气郁于小肠之间，乃内疝也。用青木香、广木香、沉香、肉桂、黄连、菖蒲煎饮，十日瘥。然元本日亏，必须十全大补丸，竟以不用而毙。（《里中医案·品公原内疝》）

◆ **头痛**

少宰蒋恬庵，头痛如破，昏重不宁，风药、血药、痰药久治无功。余曰：尺微寸滑，肾虚水泛为痰也。地黄四钱，山药、丹皮、泽泻各一钱，茯苓三钱，沉香八分，日服四贴。两日辄减六七，更以七味丸，人参汤送，五日其痛若失。（《医宗必读·卷之八》）

◆ 眩晕

相国方禹修夫人，触于惊恐，身霭霭如在车船，开目则眩，起立欲仆。医补虚化痰，屡投弗效。余为察脉，左独沉牢，是惊气入心，畜血为祟。用大黄、穿山甲、归尾、桃仁、降真、苏木、郁金，一剂而血下，再剂而复下数升而愈。（《里中医案·方禹修夫人眩晕欲仆》）

新安吴声宏，荒于酒色，立辄眩仆。余诊两尺如烂绵，左关弦且急。病得之立而使内，筋与骨俱伤也。用萆薢蠲痹汤加龟板、虎骨、鹿茸，服两旬而痛若失。（《里中医案·吴声宏眩仆》）

新安吴文邃，眩晕者三载，战栗恶寒，五月而向火，数妾拥居帷帐，屡服姜桂，千里延余。予谓脉浮之细小，沉而坚搏，是郁火内伏，不得宣越也。用山栀三钱，黄连二钱，黄柏一钱五分，柴胡一钱，甘草五分，生姜五片，乘热亟饮之。移时而恶寒稍减，再剂而辍去火炉，逾月而起。更以六味丸、知柏，用人参汤送下，两月全安。余知此病者，虽恶寒而喜饮热汤，虽脉细而按之搏指，灼然为内真热而外假寒，热极反兼胜己之化。以凉药热饮者，内真寒而外假热之剂也。（《里中医案·吴文邃真热假寒》）

◆ 中风

钱台石年近六旬，昏倦不能言，鼻塞，二便闭，此心肺二脏中风也，服顺气疏风化痰之剂，已濒于危矣。比余诊之，六脉洪大，按之搏指，乃至虚反有盛候也，宜补中为主，佐以祛风化痰，方可回生。举家惶惧，两日不决。余瞑目而呼曰：今日无药则毙矣！若服参而病进，余一人独任其咎。乃以大剂补中益气加秦艽、钩藤、防风、竹沥，再剂而神爽，加减调治，五十日始

愈。(《医宗必读·卷之六》)

文学陈文阿，两足麻痹，初服和血，改服攻痰，更服导湿，并两手亦患矣。余曰：脉洪而软，阴阳并虚，虚风鼓动，良由攻治太深，真元日削耳。用神效黄芪汤加茯苓、白术、当归、生地，十剂而小效。更以十全大补加秦艽，六十余服而安。(《里中医案·陈文阿两足麻痹》)

延平太守唐东瀛，多郁多思，又为府事劳神，昏冒痰壅，口喝语涩，四肢不随，时欲悲泣，脉大而软，此脾肺气虚，风在经络。余以补中益气去黄芪，加秦艽、防风、天麻、半夏，十剂证减二三。更加竹沥、姜汁，倍用人参，兼与八味丸，两月乃愈。(《医宗必读·卷之六》)

【注】李中梓在《里中医案·唐东瀛中风》所录本案治法稍有出入：延平君唐东瀛……余以补中益气加羌活、防风、秦艽、天麻、半夏、钩藤，十剂而症减。又以前方去风药，倍用人参、黄芪，兼八味丸，两月乃安。

姚元长，自奉奢侈形肥，以艰于嗣，郁郁不乐，当夏末忽手足不随，医认中风经月矣。余曰：形乐志苦，病生于筋，治之以熨是也。乃内服归脾汤加钩藤、木瓜，外用吴茱萸、桂枝、晚蚕沙，共为末，入葱打和如膏，以绢盛着患处，火斗熨之，七日瘥。(《里中医案·姚元长手足不随》)

李给谏黄健庵，中风大盛，喘急自汗，得食即吐，脉大且疾，沉之豁然，内有真寒，外有假热，当用理中汤冷饮之。不从，反服清火剂而死。(《里中医案·黄健庵真寒假热》)

吴门太史姚现闻，中风昏愦，语言不出，而赤时笑，是心脏中风也。乙亥孟秋，延余诊之，六部皆得石脉。余归，谓唐名必曰：石者，冬令之脉也，新秋见之，非其时矣，其象先见于非时，

当其时岂能再见耶？果至冬月而殁。(《医宗必读·卷之七》)

◆ 郁病

太史陈实庵，脾肾素虚，心神抑郁，大便不实，饮食不化，吐痰不已。用六君子加炮姜、益智，理之而痊。若误用清火理气，是顾标而失本矣。(《里中医案·陈实庵脾肾两血》)

都宪李来吴，积劳多郁，肢体胀满，以自知医，辄用胃苓汤加枳壳。三月以来，转加痞闷。余诊其脉沉涩而软，视其色黄白而枯，此虚证也，宜大温大补。始犹不信，争之甚力，仅用参二钱，稍觉宽舒。欲加桂、附，执不肯从。余曰：证坐虚寒，喜行攻伐，已见既坚，良言不纳。虽有扁仓，岂能救耶？越两月果殁。（此气胀之虚者）(《医中必读·卷之七》)

◆ 水肿

抚台周洱如，伤于拂郁，胀满喘嗽，多药愈肿，卧床不起，粥饮一杯。余曰：左寸大而滑，右关弱而沉，法当参附。门人柳子青曰：曾服参喘急，服附烦焦矣。余以秋石制人参，黄连制附子，白蔻制白术，薄荷制橘红，沉香末佐之，另以通草、茯苓各一两，煎液二碗。投药煎成，加姜汁半酒钟，和匀热服，更以红铅、煅鼠粪，乌、附、冰、麝，蒸其脐，小便如泉涌。治五日而肿胀减十之七，进饭一碗。又十日而肉食，精神焕发矣。(《里中医案·周洱如胀满喘嗽》)

徽州方太和，大怒之后复大醉，至明日，目下如卧蚕，居七日而肢体皆肿，不能转侧，二便不通，烦闷欲绝。余诊之，脉沉且坚，当逐其水。用疏凿饮子，一服而二便快，再服而四肢宽，更以五皮饮，服三日随愈。(《医宗必读·卷之七》)

武林文学钱赏之，酒色无度，秋初腹胀，冬杪遍体肿急，脐突背平，在法不治，迎余治之。举家叩首，求救哀迫。余曰：我非有起死金丹，但当尽力而图之耳。即用金匮肾气丸料大剂煎服，兼进理中汤，服五日无效，余欲辞归矣。其家曰：自知必死，但活一日则求一日之药，即使不起，安敢归咎乎？勉用人参一两，生附子三钱，牛膝、茯苓各五钱。三日之间，小便解下约有四十余碗，腹有皱纹。举家拜曰：皆再造之恩也。约服人参四斤，附子一斤，姜、桂各一斤余，半载而瘥。（此水肿之虚者）（《医宗必读·卷之七》）

抚台周洱如……会部院索钱谷舟楫，乃昼夜草文，忧劳靡宁，三日而前疴（指水肿胀满喘嗽，编者注）复作。脉数大无伦，按之则了不可见，是根本败坏，虚阳上亢之象也，且春杪如得夏脉。因辞不治，果于午月殁。（《里中医案·周洱如胀满喘嗽》）

◆ **淋证**

太司寇杜完三夫人，淋沥两载，靡药不尝，卒无少效。余诊之，见其两尺沉数，为有瘀血停留，法当攻下。因在高年，不敢轻投，但于补养气血之中加琥珀、牛膝。此等缓剂，须以数十剂收功，而夫人躁急求功，再剂不效，辄欲更端，遂致痼疾。（《医宗必读·卷之八》）

邑宰严知非，患淋经年，痛如刀锥，凡清火疏利之剂，计三百帖，病势日甚，岁暮来就诊。余曰：两尺数而无力，是虚火也。从来医者皆泥痛无补法，愈疏通则愈虚，愈虚则虚火愈炽，遂以八味地黄丸料加车前、沉香、人参，服八剂痛减一二，而频数犹故。原医者进云：淋证作痛，定是实火，若多温补，恐数日后必将闷绝，不可救矣。知非疑惧，夏来商之。余曰：若不宜温补，则服药后病势必增，今既减矣，复可疑乎？朝服补中益气汤，晚服八味丸，逾月而病去其九，倍用参芪，十四日而霍然矣。(《医宗必读·卷之八》)

【注】李中梓的《里中医案·严知非淋沥大痛》也录有本案，但治法略有出入：浙江邑宰严知非……余以六味丸料加车前、牛膝、沉香、通草，八剂痛减。医曰：实火妄行而淋痛反补耶；余仍用补中汤、六味加减互进，五月而愈。

◆ 白浊

车驾郎赵昌期，两臂痛甚，两手灼热。用清胃健脾，三日溺色如泔。余曰：六脉俱涩，喉有喘呼。《内经》曰，肺所生病者，上气喘满，臂痛，掌中热，溺色变。今病是也。用枳壳、桔梗各三钱，茯苓、知母各二钱，甘草一钱，一剂而痛减，再剂而溺清，三剂而安。(《里中医案·赵昌期臂痛》)

光禄卿吴伯玉，闭精行房，时有文字之劳，患白浊，茎中痛如刀割，自服清火疏利之剂不效，改服补肾之剂又不效，商治于余。余曰：败精久蓄，已足为害，况劳心之余，水火不交，坎离顺用也。用萆薢分清饮加茯神、远志、肉桂、黄连，四剂即效。兼服补中益气、六味地黄丸半月而安。后因劳复发，但服补中益气即愈。(《医宗必读·卷之九》)

郡侯李易斋，患白浊，服五苓散、六一散、知柏散。余曰：寸与尺交数而滑，为心肾不交之症，以六味丸加杏仁、远志、麦冬、丹参为丸，朱砂为衣，生脉散送下，五服而霍然矣。(《里中医案·李易斋白浊》)

【注】李中梓《医宗必读·卷之九》也录有本案，但文字有所出入：归德郡侯李易斋，患白浊，服五苓散数剂无功。余诊之，

两尺大而涩，是龙火虚炎，精瘕窍道，用牛膝、茯苓、黄柏、麦门冬、山药、远志、细辛、甘草，十剂而安。

◆癃闭

江右袁启莘，居恒劳心，遇事沉滞，时当仲夏，溲便不通，服五苓、六一累进无功。余曰：两寸洪大，知为心火刑金，故气化不及州都也。黄连、知、柏、麦冬、牛膝、茯苓、人参，两剂而小便如泉。（《里中医案·袁启莘癃闭》）

郡守王镜如，痰火喘嗽正甚时，忽然小便不通，自服车前、木通、茯苓、泽泻等药，小腹胀满，点滴不通。余曰：右寸数大，是金燥不能生水之故。惟用紫菀五钱，麦门冬三钱，北五味十粒，人参二钱，一剂而小便涌出如泉。若淡渗之药愈多，则反致燥急之苦，不可不察也。（《医宗必读·卷之八》）

先兄念山，谪官浙江按察，郁怒之余，又当盛夏，小便不通，气高而喘。以自知医，服胃苓汤四帖不效。余曰：六脉见结，此气滞也。但用枳壳八钱、生姜五片，急火煎服，一剂稍通，四剂霍然矣。（《医宗必读·卷之八》）

孝廉俞彦直，修府志劳神，忽然如丧神守，小便不通。余诊之曰：寸微而尺鼓，是水涸而神伤也。用地黄、知母各二钱，人参、丹参各三钱，茯苓一钱五分，黄柏一钱，二剂稍减，十剂而安。（《医宗必读·卷之八》）

◆小便失禁

大方伯张七泽夫人，谷食不安，小便不禁。余曰：六脉沉迟，两尺益甚，水泉不藏，转输违度，是衰火不能生弱土也。以理中汤、八味丸并进，再剂而验，十剂而瘥。（《里中医案·张七泽夫

人小便不禁》）

【注】李中梓《医宗必读·卷之九》也录有本案，但易理中汤为六君子汤加益智、肉桂。

文学俞玄倩，忧愤经旬，忽然小便不禁，医皆以固脬补肾之剂投之，凡一月而转甚。余谓之曰：六脉举之则软，按之则坚，此肾肝之阴有伏热也。用牡丹皮、白茯苓各二钱，苦参八分，甘草梢六分，黄连一钱，煎成，调黄鸡肠与服，六剂而安矣。适有吴门医者云：既愈，当大补之。数日后仍复不禁，再来求治。余曰：肝家素有郁热，得温补而转炽。遂以龙胆泻肝汤加黄鸡肠服之，四剂即止。更以四君子加黄连、山栀，一月而愈。（《医宗必读·卷之九》）

◆ 阳痿

永平兵宪朱口和，醉而使内，会有盛怒，阳事遂痿，诸温热助阳之药无益。余曰：乙癸同源，是以肾肝同治。既匮于内则肾阴亏歉，复因于怒，则肾气激张。况筋者，木脏独司之，自非疏泄东方，何由复其常耶？乃取沉香、木香各二钱，肉桂三钱，当归四钱，两日服四剂而阳痿愈。（《里中医案·朱口和阳痿》）

◆ 遗精

江右邹子尹，患梦遗，服清心固精剂。余曰：两尺俱濡，伤在少阴。以六味丸料，人参固本膏为丸，尽剂而精固。（《里中医案·邹子尹梦遗》）

儒者钱用宾，色欲过度，梦遗精滑，先服清相火之剂，继服固涩之剂，皆无效。来求余，余以玉华白丹浓煎人参汤送二钱，两服后稍固，兼进六味地黄丸加莲须、芡实、远志、五味子丸，

一月愈。(《医宗必读·卷之九》)

文学顾以功，科试劳神，南都归，即患精滑，小便后及梦寐间俱有遗失。自服金樱子膏，经月不验，问治于余。余曰：气虚而神动，非远志丸不可。服十日而减半，一月而痊愈。(《医宗必读·卷之九》)

【注】李中梓在《里中医案·顾以功滑精》也录有本案，但治法略有出入：文学顾以功……须人参一两，煎好调莲鹎不二散服之，十日而苏，百日而起。

◆ 滑精

太学朱宁侯之子，年十六而精滑，闻女子声即下莫禁，其脉大而无力。此中气盛而下陷，以补中益气汤，倍用升、柴，以六味丸料多加芡实、金樱、五味、人参，服三月而精固。(《里中医案·朱宁侯之子滑精》)

武科张宁之，纵饮违度，一□小便后滴□数点（此句《医宗必读》作"忽小便毕有白精数点"，编者注)，谓有余之疾，不医。逾月时有精漏，头目眩晕，神气困倦，服固涩药益漏。余曰：六脉滑大，此曲药中（"曲药中"三字在《医宗必读》作"因酒味"，编者注)湿热下干精道。以干葛、白豆蔻、白术、茯苓、陈皮、甘草、黄柏，大剂煎，日恣饮五六碗而精止。更以地黄丸料加黄柏，服十余日而愈。(《里中医案·张宁之精漏》)

◆ 腰痛

孝廉王征美，腰痛不得坐卧，服补肾药弗效。余曰：脉缓大而无力，为风湿交侵，用独活寄生汤四剂而痛止，但苦软弱。余曰：邪去则正虚。服八味丸数日而愈。(《里中医案·王征美腰痛》)

◆ 血证

吴门孝廉王征明，喘咳吐血十余年，余曰：脉浮而濡，是金脏既薄而飞风客之，为处薄荷二钱五分，人参、麦冬各三钱，桔梗、苏子、甘草各一钱，橘红、茯苓各八分。二剂效，三月而除根。（《里中医案·王征明喘咳吐血》）

大宗伯董玄宰，乙卯春有少妾（根据《脉诀汇辨》《里中医案》应为少妾，编者注）吐血蒸嗽，先用清火，继用补中，俱不见效，迎余治之。余曰：两尺沉实，少腹按之必痛，询之果然。此怒后蓄血，经年弗效，乃为蒸热，热甚而吐血，阴伤之甚也。乃与四物汤加郁金、桃仁、穿山甲、大黄少许，下黑血升余，少腹痛仍在。更以前药加大黄三钱，煎服，又下黑血块及如桃胶、蚬肉者三四升，腹痛乃止。虚倦异常，与独参汤与之，三日而热减六七，服十全大补汤百余日而康复如常。（《医宗必读·卷之一》）

给谏章鲁斋，在吾邑作令时，令郎凌九，吐血发热，遗精盗汗，形肉衰削。先有医士戒之曰：勿服人参，若误服之，无药可救矣。两月弗效，召余诊。曰：此脾肺气虚之候，非大剂参芪不可。鲁斋骇曰：前有医者戒之甚严，而兄用之甚多，何相悬也？曰：此医能任决效否？曰：不能也。余曰：请易参五斤，毋掣其肘，期于三月，可以报绩。陈论甚力，鲁斋信而从之。遂用六君子，间用补中益气及七味丸疗之，日轻一日，果如所约。（《医宗必读·卷之六》）

湖州王文麓，吐血干咳五年。余曰：察君之脉，望君之色，俱合补气，却闻服参必喘而见血，肺素有热也。然疾已危，非人参不能振其衰者，乃以秋石制之，便可大进而无虞也。何则？人参入肺补气，金家有火，故不胜也。然人参畏溲及卤，咸润下可以制其上升之性耳。先服一钱，明日服二钱，嗽减少。用四君子加麦冬、五味、陈皮，以秋石汤泛为丸，同地黄丸兼进，服至两年竟愈。（《里中医案·王文麓吐血干咳》）

上海邑尊高肖泉，大醉大劳，吐血二十余碗。服滋阴止血药，两颊俱赤，六脉洪大，按之有力。时仲春，重裘登火炕。余曰：此因形体过暖，为有余之症，法当凉之。用生地、芍药、栀、连、白蔻、橘红、甘草，十剂而止，更以清胸汤料为丸，服之而安。（《里中医案·高肖泉吐血》）

侍御冯五玉令爱，发热咳嗽，已及半载，十月间吐鲜血甚多，一日之内，不过食粥一盏，大肉消陷，大便溏泄，沉困着床，脉来七至。余曰：法在不救，人所共知，若能惟余是听，不为旁挠，可救十中之一。每帖用人参五钱，桂、附各一钱，芪、术三钱，归、芍二钱，陈皮一钱，日投三帖。约进七十剂，及壮水丸三斤，而后起于床，又三月而饮食如旧。若泥常法而弃之，幽潜沉冤矣。（《医宗必读·卷之六》）

同邑业师吴玄水如夫人，吐血发热，上气咳嗽，其脉大而虚，心部尤甚。此气虚不能摄血，忌用降火之药，遂用归脾汤加干姜数服，血止热退而安。（《删补颐生微论·卷之四》）

锡山张鸣之，吐血两年，面色痿黄，潮热咳嗽，膈有微痛，服滋肾，服补中。时仲冬，余曰：脉数而沉且搏，其痛而不可按，而甚于夜分，是坚血畜积，非大下不可。又以久痛，不敢峻攻，用郁金、降真香、当归、生地、山甲、蓬术、人参，下血如漆者数次而痛减，月余复痛。余曰：病重而药轻也，乃以大黄、干漆、蓬术、郁金、山甲、肉桂、归尾、桃仁、虻虫为丸。每日服参芪之剂，午后服丸钱许。十日而血积大下，数次痛止神旺，吐血烦热咸已。（《里中医案·张鸣之吐血》）

刑部主政唐名必，劳心太过，因食海鲜吐血，有痰，喉间如鲠，日哺烦热。喜其六脉不数，惟左寸涩而细，右关大而软，思虑伤心脾也。以归脾汤大料加丹参、丹皮、麦门冬、生地黄，二十余剂而证减六七，兼服六味丸三月，遂不复发。(《医宗必读·卷之六》)

一儒者久困场屋，吐衄盈盆，尪羸骨立，梦斗争恐怖，遇劳即发，补心安神，投之漠如。一日读《素问》，乃知魂藏于肝，肝藏血，作文苦，衄血多，则魂失养，故交睫即魇，非峻补不可。而草木力薄，以酒溶鹿角胶空腹饮之，五日而安卧，一月而神宁。鹿角峻补精血，血旺神自安也。(《医宗必读·卷之十》)

文学金伯含，三年吐血，计二冬、二母、四物之类不啻五百剂。形容憔悴，面色痿黄，咳嗽喘急，每岁必吐血数次，渐至一月而吐五六次，苦不可支，悉简所服方案，专来商治。余细诊之，沉而不浮，尺小于寸，右弱于左，色夭而血黯，不觉喟然叹曰：此阳气本虚，寒凉复伤之，肃杀之气，色脉并告矣，夫复何疑！遂用生脉散加肉桂一钱，熟附子一钱，甘草五分，一剂而安然，再剂而嗽减。伯含曰：温剂若不相宜，助体瘦，幼科多以退热消积治之，女科多以通经行血治之，大方以为虚而议补，俱不效。比余视之，脉大而尺独数，肌肤甲错，为小肠有痈脓已成而将溃矣。亟与葵根一两，皂刺二钱，银花三钱，甘草节一钱，陈皮二钱。再剂而脓血大溃，更以太乙膏同参、芪治之，一月始安。(《删补颐生微论·卷之四》)

黄州樊山甫，形服善饮，肠风下血。余知其热而且虚，以枳壳、黄连烧灰，升麻、生地、甘草煎汤，调服血止后，以八珍汤培养之。(《里中医案·樊山甫肠风下血》)

江右学宪口口之父，肠风下血，面色枯黄，腹高不快。余诊脉右关浮缓，此脾土口足风湿交浸也。白术一钱，人参、茯苓、黄芪、陈皮、甘草各一钱，升麻、柴胡各八分，数十剂而色润。（《里中医案·口口之父肠风下血》）

学宪黄贞父，下血甚多，面色萎黄，发热倦怠，盗汗遗精。余诊之曰：脾虚不能统血，肾虚不能闭藏，法当以补中益气。五帖并一而进之，十日汗止，二十日血止。再以六味地黄丸间服，一月而安。（《医宗必读·卷之六》）

昆山口公叶行可，腹胀下血，服凉剂久而食减。余曰：脾土下陷，且末传寒中也。补中益气汤加益智仁、炮姜，久服全效。（《里中医案·叶行可下血》）

京师须日华，暴怒伤阴，吐血甚多。余思《内经》云：大怒则血菀于上，令人薄厥。今血厥而呕数升，金气大虚，而木寡于畏也。以人参一两，培养金宫，且木欲实，金当平之。又况血脱益气，治其母也。以沉香三钱制肝木，更以炮姜少许为向导之兵，再进而血始定，然脉法则已违度矣。经云：至如颓土，按之不得，是肌气予不足，白蕤发而死。言木克土也。及期果验。（《里中医案·须日华吐血》）

南都许输所孙女，吐血痰嗽。六月诊之，两尺如烂绵，两寸大而数，余曰：金以火为仇，肺不浮涩，反得洪大，贼脉见矣，秋令可忧。八月初五复诊，肺之洪者变为细数，肾之软虚变为疾劲。余曰：岁在戊午，少阴司天，两尺不应。今尺当不应而反大，寸当浮大而反沉细，尺寸反者死。肺至悬绝，十二日死。计期当死于十六日，然能食者过期，况十六、十七两日皆金，未遽绝也。十八日交寒露，又值火日。经曰，手太阴气绝，丙日笃，丁日死，言火日也。寅时乃气血注肺之时，不能注则绝。必死于十八日寅时矣。输所闻之，潜然泪下，以其能食，犹不肯信，至十八日未

晓而终。(《医宗必读·卷之六》)

维扬孝廉王伟然,无寒暑读书,忽呕血碗许,不药而愈。余曰:尊恙虽愈,元本日亏,须保任过长夏乃安。伟然不以余言为意,余复谓其弟张甫曰:令兄神门欲脱,水不胜火,炎赫之令,将不禄矣。盖因阳躁而不鼓,阴衰而欲绝也。果至六月十九日呕血而死。(《里中医案·王伟然呕血》)

◆ 痰饮

社友秦景明,素有痰饮,每岁必四五发,发即呕吐不能食。余曰:病日久而结成窠囊,非大涌之弗愈也,须进补中益气十日,而后以瓜蒂散频投,涌如豆汁,继如赤豆沙者数升,已而复得水晶者升许。如是者七补之,七涌之。百日而窠囊始尽,专服六君子汤、八味丸,经年不辍。(《里中医案·秦景明痰饮》)

同邑张少椿女,以丧子悲伤,忽当雷雨交作,大恐,苦无所避,旦日或泣或笑,或自语或骂詈,如中鬼祟。诊其心脉浮滑,余皆沉细。此气血两亏,忧恐伤心,心伤则热,热积生风也。以滚痰丸,用桔梗、玄胡索、陈皮、杏仁煎汤送下,出痰积甚多而愈。(《删补颐生微论·卷之四》)

文学朱文哉,遍体如虫螫,口舌糜烂,朝起必见二鬼,执盘飧以献。向余怮哭曰:余年未满三十,高堂有垂白之亲,二鬼旦暮相侵,决无生理。倘邀如天之力,得以不死,即今日之秦越人矣。遂叩头流血。余诊其寸脉乍大乍小,意其为鬼祟,细察两关,弦滑且大,遂断定为痰饮之病。投滚痰丸三钱,虽微有所下,而病患如旧。更以小胃丹二钱与之,复下痰积及水十余碗,遍体之痛减半。至明早,鬼亦不见矣。更以人参三钱、白术二钱煎汤,服小胃丹三钱,大泻十余行,约有二十碗,病若失矣。乃以六君

子为丸，服四斤而痊。（《医案必读·卷之七》）

◆ 汗证

刑部主政徐凌如，劳且怒后，神气昏倦，汗出如浴，语言错乱，危困之极，迎余疗之。诊其脉大而滑且软，此气虚有痰也。用补中益气汤料，并四帖为一剂，用参至一两，加熟附子一钱，熟半夏三钱，四日而稍苏。更以六君子加姜汁一钟，服数日，兼进八味丸，调理两月而康。（《医案必读·卷之九》）

邑宁夏彝仲太夫人，年届八十。因彝仲远仕闽中，忧思成疾，忽发热头疼，医以伤寒发散禁食，一剂而汗如洗，气喘促，神昏倦，业已治凶具矣。余谓其脉大无力，即令食而投参芪，犹恐或失之，禁其食而攻之，未遽绝者幸耳。用人参、黄芪各五钱，白术三钱，橘、半各一钱五分，甘草六分，煨姜三钱。诸医鼎沸。用一剂而喘汗差减，倍用参术至一两，症愈七八，惟食未强耳。此火衰不能生土耳，加熟附二钱、干姜一钱，服二月而始全愈。（《里中医案·夏彝仲太夫人发热喘促》）

翰林李集，虚劳而无度，醉而使内，汗出多痰，服宽膈化痰之药，转觉滞闷。诊其脉沉而涩，两尺尤甚，余谓其婿杨玄润曰：痰得涩脉，一时难愈，况尺中涩甚，精伤之象也，法在不治。玄润强之投剂。勉用补中益气加半夏、茯苓，两剂有小效，众皆喜。余曰：涩象不减，脉法无根，死期近矣。果十余日而殁。（《医宗必读·卷之九》）

◆ 虚劳

邑宰何金阳令郎虚损，已濒于危，见余拙刻《微论》《药解》《脉象》诸书，遣使聘余。手书云：尝闻一命之士，存心爱物，于人必有所济。况老先生天地万物为体，分医国之余，著述嘉刻，皆本性命而立言，望海（指何金阳，编者注）神交，深知云间有李先生东垣再来也。缘小儿天根久耽书癖，昕夕穷神，而不自节，气暴阴伤，形瘁于劳，精摇于梦，汗出乎寐，而柴栅其中，饵药历岁，毫末无功。不远数千里，专迓台车！俯矜望海，枓杜单传。年几半百，仅举独子。顾其羸顿，焦腑俱焚。伏读老先生《广嗣论》中，一旦至我而斩之语，念之大惧，不自知其涕泗之沾襟也。以是乞刀圭如仙掌金茎，一洒甘露，起骨而肉之，仰惟仁人君子，必不遐遗，则小儿自此有生之年，皆老先生引手之赐也。金石可销，此心不晦。再造之天，敢忘衔结耶！余感其言，遂往。比至而病益进矣。简其所服，以四物、知、柏为主，芩、连、二冬为加减。诊其脉大而数，按之极软。余曰：中气大寒，反为药苦矣。乃以归脾汤入肉桂一钱、人参五钱，当晚得熟寐，居十日而汗止精藏。更以还少丹兼进，补中益气间服，一月而瘥。（《医宗必读·卷之六》）

◆ 痹证

别驾施笠泽，两足肿重，痛若虎啮，叫号彻于户外。医以四物汤加槟榔、木通、牛膝、苡仁，数剂病不少减。余曰：阴脉细矣，按之至骨则坚，未可竟以虚责也。况两膝如绯，扪之烙手，当以黄柏五钱为君，木通四钱为佐，槟榔一钱为使，日进两剂，可使遄已。笠泽服之，十余剂而愈。（《里中医案·施笠泽两足肿重剧痛》）

盐贾叶作舟，遍体疼痛，尻髀皆肿，足膝挛急。余曰：此寒伤荣血，筋脉为之引急，《内经》所谓痛痹也。用乌药顺气散七剂而减，更加白术、桂枝，一月而愈。（《医宗必读·卷之十》）

制台张石林，胫膝肿痛，赤如涂丹。服槟榔、木通、牛膝、苡仁等药，继服苍术、黄柏。余曰：尺大而软，责在少阴。用人参、地黄各三钱，麦冬二钱，丹皮、牛膝、枸杞各三钱，沉香一钱。四剂少减，二月而安。(《里中医案·张石林胫膝红肿疼痛》)

◆ **痿证**

兵尊高悬圃老公祖，患两足酸软，神气不足。向服安神壮骨之药不效，改服滋肾、牛膝、苡仁、二妙散之属，又不效。纯用血药，脾胃不实，召余诊之。脉皆冲和，按之亦不甚虚，惟脾部重取之涩而无力。此土虚下陷，不能制水，则湿气坠于下焦，故膝胫为患耳。进补中益气，倍用升柴，数日即愈。夫脾虚下陷之症，若误用牛膝等下行之剂，则愈陷，此前药之所以无功也。(《删补颐生微论·卷之四》)

崇明文学倪君俦，痿废着床，春秋四易。余曰：脉浮之则大，沉之则濡，荣卫交损也。用十全大补汤加附子、鹿茸、虎骨、龟板、黄柏为丸，日进一两。百日而机关利，半载而康。(《里中医案·倪君俦痿症》)

太学朱修之，八年痿废，更医累百，毫末无功。一日读余《颐生微论》，千里相招。余诊之，六脉有力，饮食若常，此实热内蒸，心阳独亢，证名脉痿。用承气汤，下六七行，左足便能伸缩。再用大承气，又下十余行，手中可以持物。更用黄连、黄芩各一斤，酒蒸大黄八两，蜜丸，日服四钱，以人参汤送。一月之内，去积滞不可胜数，四肢皆能展舒。余曰：今积滞尽矣。煎三才膏十斤与之，服毕而应酬如故。修之家世金陵，嗣后遂如骨肉，岁时通问馈遗，越十载不懈。(《医宗必读·卷之十》)

◆ 疟病

太史杨方壶，疟发间日，脉见弦紧，两发后苦不可支，且不能忌口，便恳截之。余曰：邪未尽而强截之，未必获效，即使截住，必变他证，不若治法得所，一二剂间，令其自止。升麻、柴胡各二钱，提阳气上升，使远于阴而寒可止；黄芩、知母各一钱五分，引阴气下降，使远于阳而热自已；以生姜三钱，劫邪归正；甘草五分，和其阴阳。一剂而减半，再剂而竟止矣。（《医宗必读·卷之七》）

新安程武修患疟，每日一发，自巳午时起，直至次日寅卯而热退，不逾一时，则又发矣。已及一月，困顿哀苦，命两郎君叩首无算，以求速愈。余曰：头痛恶寒，脉浮而大，表证方张，此非失汗，必误截也。武修云：寒家素有截热丸，百发百中，弟服之病势增剧，何也？余曰：邪未解而剧止之，邪不能伏。请以八剂四日服尽，决效耳。石膏、黄芩各三钱，抑阳明之热，使其退就太阴；白豆蔻三钱、生姜五钱，救太阴之寒，使其退就阳明；脾胃为夫妻，使之和合，则无阴阳乖乱之患；半夏、槟榔各一钱五分，去胸中之痰；苏叶二钱，发越太阳之邪；干葛一钱，断入阳明之路。甫三剂而疟止。改用小柴胡倍人参，服四剂，补中益气服十剂而瘳。（《医宗必读·卷之七》）

隐士陈眉公，患三日疟，浃气未瘳。素畏药饵，尤不喜人参。余诊其脉，浮之则濡，沉之则弱，营卫俱穷，故绵延不已。因固请曰：夫素不服参者，天界之丰也。今不可缺者，病魔之久也。正气虚惫，脉如悬丝，而可拘以常乎？变通趋时，不得失也。先服人参钱许，口有津生，腹无烦满。乃色喜云：素所胶而不化者，今日发吾覆矣。敢以性命委重，惟兄所命耳。遂以人参一两，何

首乌一两，煎成膏，加姜汁一钟。甫一剂而势减七八，再进而疟遂绝。（《里中医案·陈眉公疟症》）

◆ 虫证

相国沈铭缜，丙辰秋患疟吐蛔，闷不思食，六脉沉细。余曰：疟伤太阴，中寒蛔动也。用理中汤加乌梅三个、黄连五分，进四剂后，胸中豁然，寒热亦减，蛔亦不吐。去黄连，加黄芪二钱、生姜五钱，五剂而疟止。以手书谢云：早年攻苦，即有寒中之患。医者但明疏气，不解扶阳，积困于今。虽当盛暑，寒冷不敢沾唇。此独不肖自知之耳，疟发蛔动，几为性命之忧！幸老年佴隔垣之视，一匕回春，岂弟超迈庸倅，直当上参和、扁。嗣此有生，讵非慈造！镌之焦府，与日偕长矣。（《医宗必读·卷之七》）

司理陈卧子之内，眩晕吐清口，每心腹痛必进食方止，屡止屡发，苦甚。余曰：视其上下唇，俱有白瘰者数处，故知其痛、其吐皆虫也，非痰也。以黑丑、槟榔、雄黄、青黛为末，以蜜水调之，空心进五钱。不移时而大下，虫如柳叶者，不可胜数。凡三下之，虫尽而痛吐止。（《里中医案·陈卧子之内眩晕、心腹痛》）

◆ 疼痛

大司丞孟文时，□□□痛甚，服理气药。余曰：脉缓而涩，法当峻补。医曰：诸痛属实，痛无补法。余强用参、芪、术各三钱，陈皮钱半，甘草四分服之。是夕痛定，明日进食。（《里中医案·孟文时虚痛》）

明经俞元济，背心一点痛，久而渐大。用行气和血药，绝不取效。余问之曰：遇天阴觉痛增否？元济曰：天阴痛即甚。余曰：

脉既滑而遇天阴痛辄甚，其为湿痰无疑。以胃苓汤加半夏三钱，数剂而痛消。(《里中医案·俞元济背痛》)

◆麻木

文学陆文湖，两足麻木，自服活血之剂不效，改服攻痰之剂，又不效。经半载后，两手亦木，左胁下有尺许不知痛痒。余曰：此经所谓着痹也。六脉大而无力，气血皆损，用神效黄芪汤加茯苓、白术、当归、地黄，十剂后小有效。更用十全大补五十余剂始安。(《医宗必读·卷之十》)

妇科医案

◆ 妊娠泄泻

龙华张介甫之内，怀娠腹胀泄泻，肢体肿重。余谓六脉缓大而软，皆缘以泄伤脾。先止其泻，后补其中，参、术、茯苓、肉果、补骨脂，十剂而泄止。更以补中益气加茯苓、牛膝、车前、泽泻、木香、炮姜，二十剂而肿胀愈。未几生男无所苦，口日进参术平复。（《里中医案·张介甫之内妊娠泄泻》）

◆ 产后发热

盟友张萃甫之妾，产后蒸热昏困，不进食者半月有奇，口不能言，身不能动，业已瞑目而治凶具。余闻而往，诊之寸关已不可见，左尺犹瞥瞥如羹上肥珠。余曰：症虽万无一生，脉可百中救一。以人参五钱，煨姜五钱煎汤，磨琥珀丸抉口灌之。一服目开，再服能言，三服而进浆粥遂愈。（《里中医案·张萃甫之妾产后蒸热，昏困不食》）

外科医案

◆ 疮疡

相国方禹修，足疮浸淫三载，服解毒药、燥湿药、清热祛风药。余曰：脉大无力，气虚之候也。气虚则下陷，服疏利药则愈下矣。以补中益气加萆薢、苍术服之，外用当归白术膏和二妙散涂之，脓水渐干。更以六味丸加苍术、黄柏，间服一年而愈。(《里中医案·方禹修足疮浸淫》)

◆ 发斑

给谏章鲁斋，肌痒且麻，三日发黑块如博棋子，大便痛楚，呕恶，一岁四五发，服热毒药。余诊其脉，举之则大，按之则缓，湿与风俱也。以荆、防、羌、独、二术、芎、归、甘、桔、黄芪、茯苓、木通，十剂而旋效。更以前料为末，酒糊为丸，参汤送下，以杜其根蒂。(《里中医案·章鲁斋肤痒起块》)

◆ 发疹

县学师杨龙友如夫人，发热头疼，六日后忽见红疹，众皆以为发斑，用升麻、犀角等汤，凡五日不效。余视之曰：此疹也，非斑也。斑为阳明火毒，疹为太阴风热，一表一里，如天与渊。乃用防风二钱，黄芩一钱，甘草五分，薄荷、桔梗、蝉蜕各一钱，四剂霍然矣。(《医宗必读·卷之五》)

【注】李中梓《里中医案·杨龙交少妾瘟疹》也录有此案，但

用药稍有出入，为"用荆上、防、甘、桔、蝉蜕、陈皮、生姜，二剂而疹透"。

◆ 瘙痒

文学吴凝所令郎，初秋到馆，忽遍身瘙痒，皮肤涩而不滑，在《内经》谓之索泽，在仲景谓之皮肤甲错。此肺金燥邪也，精血枯痼，故体无膏泽。以地黄、枸杞、当归、麦冬煎膏，加白蜜、真酥油拌匀，服至三月而润泽如故。（《里中医案·吴凝所令郎皮肤甲错》）

◆ 脱发

陈邃玄令郎，年十六岁，发尽脱落，脉数而大。余曰：肾之合，骨也。其荣，发也。多食甘则骨痛而发落，此《内经》之言也。及揣股髀间骨，果觉大痛。用还少丹加生地、当归作丸，日服一两。兼进清胃汤，半载而发出。（《里中医案·陈邃去令郎脱发》）

◆ 睾丸肿胀

常州尹文辉，嗜火酒，能饮五斤。五月间入闽中，溪水骤涨，涉水至七里，觉腹痛之甚，半月后右丸肿大，渐如斗形。闽中医者皆与肝经之剂及温热之品，半载无功，归而就商于余。余曰：嗜火酒则湿热满中，涉大水则湿寒外束，今病在右，正是脾肺之湿下注睾丸。以胃苓汤加栀子、枳壳、黄柏、茴香，十剂而略减，即以为丸，服至十八斤全安。经今十五年不再发。（《医宗必读·卷之八》）

◆ 烧伤

文学罗忍庵，精滑经年，膀足肿痛，困顿床席两月余。忽被巨寇火灼之，误以黄柏、井泥傅之，遍身糜烂。医谓火毒入腹，拟用连翘、薄荷等药凉之。余曰：久虚之人，脉如蜘丝，气将竭绝，非参附恐无生理。其弟怒色不允，忍庵信余言，遂煎服而神稍复，肌肤痂脱，用温补二月始安。(《里中医案·罗忍庵滑精》)

五官科医案

◆ 复视

吏部少宰蒋恬庵，目中歧视，手足麻痹，服滋阴药、补土药、化痰汤液屡更，迄无功验。余曰：寸口独大，两尺独涩，是心肾不交也。以六味地黄丸料配补心丹作煎液，六剂而歧视收，一月而麻痹释然。更服十全大补丸数斤，遂不复发。(《里中医案·蒋恬庵歧视，手足麻痹》)

◆ 喉痹

京卿吴伯玉少妾，颈间肿胀，喉间且痛且麻。余曰：此急喉痹也，亦名缠喉风。若不治，明日必死。今胀而喘，毒势方张，且恶寒者，病方在表，急以甘、桔、荆、防、牛蒡、枳壳、薄荷煎成，加生姜汁五匙服之，喘胀如故。急刺少商穴出血，再进前剂愈突。此症一见恶寒便是表邪，是症若用寒冷药，食冷物，毒邪凝闭无救矣。又硼矾□敛□之剂，无表邪者可用。若见脉浮恶寒，亦在禁例。(《里中医案·吴伯玉少妾缠喉风》)

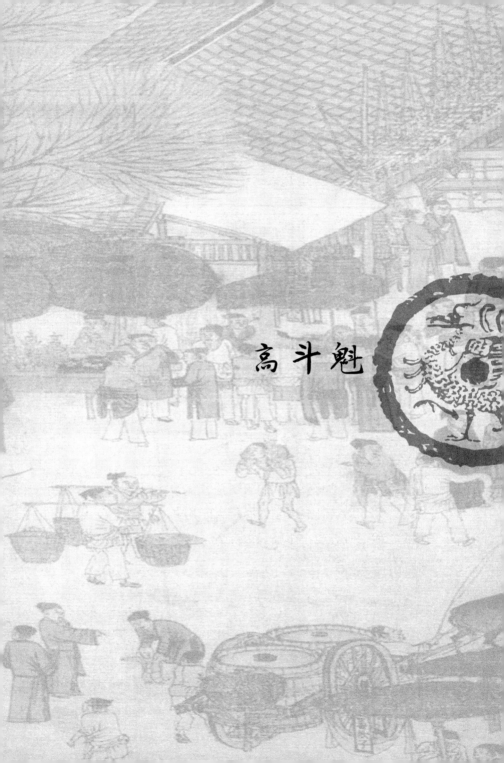

高斗魁

内科医案

◆ 伤寒

杭友沈侨如甥病伤寒，诊其脉浮数有力，舌黑，胸脯痛胀。此得之劳倦后复伤饮食，医以寒凉消导攻之，火受遏抑，无所归也。急以大剂参、术、归、芪、炮姜救之。戒其家人曰：夜半当发战，战则汗而解矣。如战时，频频以粥与之。时予与黄晦木、黄复仲、吕用晦同卧天长寺，四鼓时，病家急叩门曰：服后果寒甚索被，顷之大热，昏沉而死矣。先生尚有法救之否？予曰：不足计也，汗来矣。但战时曾进粥否？曰：实未也。予笑曰：吾语汝战时须与粥，正所以助胃气，使汗来速而不至困乏耳。今亦不妨，子第归，此时当得汗矣。诸子皆为予疑，促予往视，至则汗解而鼾鼾睡矣。归语数子，为发一笑。

杨乘六按： 心细如发，胆大于身，由其胸有灼见也。彼胸无灼见者，心小只见其畏葸。胆大适成其孟浪，因循以致祸，妄投而杀人，二者均失耳。以是知胆能大于用药之时者，必其心能小于临症之际；而心能小于临症之际者，尤必其识能超于群医之上者也。（《四明医案》）

◆ 发热

庚子六月，同晦木过语溪访吕用晦。适用晦病热症，造榻前与之语。察其神气，内伤症也。予因询其致病之由。曰：偶夜率出庭外与人语，移时就寝，次日便不爽快，渐次发热，饮食俱废，不更衣者数日矣。服药以来，百无一效，将何以处之？予曰：粗工皆以为风露所逼，故重用辛散。不进饮食，便曰停食，妄用消导。孰知邪之所凑，其气必虚，若投以补中益气汤，则汗至而便通，热自退矣。用晦欣然，辄命取药，立煎饮之。旁观者皆以热甚，又兼饱闷，遽投补药必致祸。予慰之曰：无容惊扰，即便矣。顷之索器，下燥矢数十块，觉胸膈通泰，旁观者始贺。是晚熟寐至五鼓，热退进粥。用晦曰：不谓君学问如此之深也，不然几败矣。连服补中益气数剂，神情如旧，逾日而别。

杨乘六按：景岳云，医家不贵于能愈病，而资于能愈难病；病家不贵于能延医，而贵于能延真医。如此症若非东庄笃信不疑，一为旁观所阻，则必误于粗工矣。无如病家之能延真医者，不易多得；遂使医家之能愈难病者，亦不亦多觏，则且奈之何哉！为之一慨。（《四明医案》）

徽人江仲琏，冒寒发热，两额拥肿如升子大，臂膊磊块无数，不食不便，狂躁发渴。诊其脉浮数无序。医作伤寒发毒治，予曰：误矣。此燥逐风生也。用大剂疏肝益肾汤，熟地加至二两许，五剂而肿退便解，十剂而热除食进。再用补中益气汤加麦冬、五味调理而痊。

杨乘六按：冒寒发热者，火为寒邪所郁也。郁久则血为火迫，而变生燥症矣。然同一燥症，而于徐彦为之子，则用清肝者，以彼有小便短赤一症也。夫赤为手少阴本色，而见于小便，则心火亢甚而达于膀胱矣，故用六味以滋肾，而加柴、栀、归、芍以清肝。滋肾者，滋夫火之所由制也；清肝者，清夫火之所自生也。尤妙在山栀、枣仁二味。盖心火既下逼膀胱，而不有屈曲下行之山栀，何以因其势而利导之，以泄心经之燥火哉？且本经之阳火既亢，则阴气必亏，不有枣仁，又何以使归地之阴敛而纳诸包络

195

之中，以滋心经之阴气哉？夫立方各有其旨，用方必求其当。知彼案用滋肾清肝之妙，则此案用疏肝益肾之妙，亦可见矣。（《四明医案》）

毗陵董缙风，寓湖土。一仆患热症，遍体壮热，烦躁作渴，医作伤寒治。予曰：发散寒凉，逼成外热，内转虚寒甚矣。急用补中益气汤加炮姜，一服而汗解热除，再服而饮食进，三服而安。

杨乘六按： 内真寒而外假热，乃长洲所发《内经》微旨也。然如此等症，最易辨却最难辨。如列症云遍体壮热，烦躁作渴，则已俱是火症，何遽知其内属虚寒乎？盖以症属外感，则未有既经发散而反遍身壮热者；内果实热，则未有既服寒凉而反烦躁作渴者。惟其症虽似乎外感，而实本于内伤，所以发散则亡阴；外虽似乎实热，而内本属虚寒，所以寒凉则灭火。然则其为阴盛于内，逼阳于外也。凡有理解者，俱可臆度得之，况深究《内经》之精蕴者哉。（《四明医案》）

石门吴弁玉，发热多汗便秘，数日不止。医曰：此停食伤寒也，不宜与食，待热退始可以稀粥汤饮之。病势转甚，延予视之。予问曰：肚中饥否？曰：饥。索其日所用药，则芩、连、枳壳、花粉、厚朴之属。予笑曰：子但吃饭，病即除矣，无庸此等药也。病者喜甚，曰：吾本无食，医言有食，故耐此数日饿耳。然便秘云何？予曰：致新即推陈矣。胃中久无谷气，故前物积而不下。且子之发热多汗，一味虚症。遂用参术调补而痊。

杨乘六按： 发热而且便秘，似非虚症，不宜遽投参术矣。然多汗不止，则阳中之阳，其亏无疑，故以参术调补而痊也。《伤寒心法》云：不能便而能食者，仓廪盈溢，自能通利，不便无忧。可见致新即推陈，实出至理，而所谓吃饭病即除者，本非趣话也。（《四明医案》）

　　吕仲嘉内人，在室十四岁时，病寒热往来。迨后适仲嘉，又十余年，寒热如故。或作疟治，或作虚治，尪羸枯削，几于骨立。延予诊之。予曰：此非疟非虚，乃血风症耳。以五加皮散加熟地二两，每剂共药五六两许，水二升，浓煎一升，每日尽一剂。如是者二十剂，而寒热顿除。

　　杨乘六按：此案症治，原从《准绳》中脱胎来者。然如此审症，非独具有只眼不能。（《四明医案》）

　　新安程结先子病疟，每日至辰时大寒，午时大热，热即厥，两目直视，不能出声，颏脱，涎水从口角涌出不止，日流数升，至丑时始汗解，饮食不进，昏冒几绝。予往视之，皆诛伐太过所致也。投以补脾之药，不即效。延他医调治，用柴胡、防风、南星、半夏等药，病势转剧。其家复延予治之。值医者在，予请曰：此何证也，而用前药？曰：子不识乎？此肝疟也。肝疟令人色苍苍然太息，其状若死。予笑曰：据子述经言，当得通脉四逆矣，何用前药？予诚不识此何病，但知虚甚耳。请先救人后治病，何如？曰：子用何药？予曰：大剂参附，庶可挽回。医力争参附不便。予漫应曰：谨奉教。医始洋洋色喜而别。是夜用人参一两，黄芪二两，炮姜三钱。比晓，熟地、桂、附并进。次日辰时，病不复发矣。此缘劳役过度，寒热往来，医认为疟。且时当秋令，一味发散寒凉，重虚其虚，展转相因，肝脾大败。非峻补气血，何由得生？夫病由人生，人将死矣，而乃妄牵经义，强合病人，及至处方，又乖成法，自误误人，至死不觉，悲夫！

　　杨乘六按：先救人后治病，以病由人生也。然病固由人而生，而人实由病而死。则欲救人，不又当先治病乎？不知补正乃所以去邪，救人即所以治病，原无彼此之分。四明见得此症只要峻补气血，速救肝脾，其病自除，故云云，以见彼所治病之药之谬，

而不可服耳。读者当会其意，勿泥其词可也。(《四明医案》)

范中行自省归石门，感冒风寒，又过于房劳，发热昏闷。医以为伤寒也，羌活、柴胡投入不应。又以为阴症也，肉桂、木香投之又不应，热且愈甚，饮食俱废，舌黑如炭，八日不便。医正议下，予往诊之，脉细数而沉，因语之曰：阴亏甚矣，胃气将绝矣。非温和甘润之剂，弗能救也。急以左归及滋水清肝等药，重加参芪服之。他医以为不大便，奈何议补？予曰：子以为承气症耶？误矣！第服药自得便。至第四日，果下黑矢升许，热退，舌亦红润。但尚未进食，病家犹以用补为嫌。予慰之曰：本内伤症，一补中益气疗之足矣，无奈粗工杂投，胃气转伤，不能即复。今以药补之，稀粥调之，不过数日，自然知味，公等勿忧。病家不信，另延一医，重用承气汤，服至二剂，不得便，病势反剧。无颜再恳予，往禾中延薛楚玉。楚玉至，病家叙病情及用药次第。楚玉曰：既用熟地而便，效可知矣，何至举将收之功而弃之耶？今无能为矣。逾数日果殁。病家目楚玉为予党，究不之信。嗟夫！举天下学问之人，而尽目之为党，为彼之医，不亦难乎？

杨乘六按： 此等症，一则败于医药之乱投，一则败于主见之不定，遂举将收之功而尽弃之，良可惋惜。然病者既因劳力致感，而又过犯房劳，则亦是自就死地也。悬此以为轻生好色者戒。(《四明医案》)

◆ 咳嗽

老友徐五宜之从侄次镠，病咳嗽。予细诊其脉，六部皆动，心窃疑之。因问君嗜酒乎。曰：然。又问君得毋服天麦门冬、生地、知母、贝母等类乎。曰：服逾斤许矣。予曰：君病与此等药相反，可禁勿服。写归脾汤、六味丸两方与之。予归与用晦曰：

次镠病，即《素问》所谓二阳之病发心脾也。其人必劳心过度，又嗜酒多饮，急救三阴，乃为良法。医以阴寒逼之，火无所泄其怒，遂成燎原之势。今六脉纯是阴火，有出无入，不逾年死矣。是时座上有数客，皆惊曰：次镠无恙，不过患伤风，何遽至是？予曰：脉法当如是耳。八月中，予适与用晦寓孤山，次镠邀予至天竺。曰：闻子善太素，乞为我诊，辛丑可得第否？予曰：太素两字，出在三坟，后人窃之，以欺天下之耳目。且造为歌诀，妄言祸福，轩岐无是也。但《素问》自有一种荣枯、寿夭、贫富、贵贱、得失、成败之说，要不出乎圣人吉凶、悔吝、善恶、逆从之理。其道甚微，然我能约略言之。诊毕，予语之曰：辛丑固好，然不若甲辰更得当也。次问寿，予曰：子年甫三十外，不必问寿。予察其意，惟以科名为急，不及病情，似难直言。其尊人大千公，忠厚长者，遇予极厚，急返石门往告曰：今郎脉气不佳，如北上其不返乎？公何不阻其行？曰：予固阻之，弗能也。因为制大料参膏，语大千曰：公当戒令郎不绝服之，庶可冀其还家。如惑以火不清不宜补，殆矣。到京，果闽人有以前说进者，次镠信之，用发散寒凉，不十剂，吐血而绝。

杨乘六按：木必有根，水必有源，而病亦必有本。本者，所以致病之根源也。长洲医案二十四种，卷帙甚繁，然一言以蔽之，只是治病必求其本耳。案中劳心过度、嗜酒多欲八字，乃病者所以致病之本也。医家早以归脾、六味直从本治，宁遽至是。何不知出此，而以阴寒逼之。已滨于死，而又用发散寒凉等剂，遂使三阴立尽耶，可慨已。（《四明医案》）

壬寅九月中，至海昌，封翁杨乘六延予诊脉，并子弟四五人遍诊之。其次郎在公者，六脉动甚，因语曰：兄脉紧而弦，往来无韵，不出一月，危病至矣。为之定方而别。斯时无甚病，其家不之深究。十月中，忽患咳嗽，痰中见血，医作风寒症治，数以羌防发散与之。十余日，遂大吼喘，痰涌如潮，作匍船声，不得卧，坐一人床上，以额俯靠其背，稍抬头即喘急欲死。走人至杭邀予。予诊之曰：以前日脉推之，病根固深，然不宜困败如此之速也。此殆攻伐之药逼成之耳，无救矣，奈何！病家哀恳，言不幸而先生之言中，今时刻难过，生死且不暇计，得喘息稍苏，又作区处。予曰：定喘不难，无如脉色皆去，纵喘定之后，仍虚脱而死耳。遂朝用参、芪、归、芍，暮用加减八味，三日而能卧，饮食倍进。其家喜甚，以为得生。予曰：出入废则神机化灭，升降息则气立孤危。今出入升降，俱废息矣，纵挽回何所施？兹不过暂接命门一丝未断之气，逾十日必死矣，无能为也。已而果然。向使病未见之先，即已见之后，医能以大剂填补峻补之药投之，即不能如旧，尚可稍延岁月，不至若是之促耳。此可为庸医妄肆攻伐之戒。

杨乘六按：徐次镠案，定死期于一年之后。此案则决危病于一月之前，以其六脉弦紧无韵而皆动也。乃其期有远近者，以其脉之动有甚与未甚耳。两案合参，愈见四明指下之神。（《四明医案》）

◆ **神昏**

七月初一日，用晦以室人病相邀，同黄晦木至语溪。用晦言：室人病可缓治，业师徐五宜先生之长君伤寒危甚，须即往，子为我救之，我已致之业师矣。顷之有人来言，病者晚来狂叫晕去五六次，早起一晕竟绝，医不必往也。用晦为之痛惜。予问病来几日。云九日矣。予又问胸尚热否。曰胸但不冷耳。予语用晦曰：可救也。急趋，用晦同晦木往视之。至则僵尸在床，口鼻无气，面色青黯，口噤目闭手撒，独唇色紫黑。予笑谓晦木曰：此人不死。阴虚症，误服白虎所致耳。切其脉，两尺尚在。时旁观者皆笑予妄。遂取人参一两、熟地二两、炮姜五钱，浓煎汤，挖而灌之，尽剂。口开面色转红，不及一时，大叫冷甚，连以热汤饮之，即发壮热，通身淋漓汗下而苏矣。此晚腹胀不便。予曰：无忧也。大汗之后，虚不能出耳，再饮药一钟即得解。次日，其尊人五宜先生来曰：诸病悉除，但多妄言怒骂，如有鬼神驱之者。先生将何以教之？予为之调治数日不得间，因就宿其家。至夜半诊其脉曰：虚至此乎。复以大剂附子理中、建中投之，数日而愈。

杨乘六按：病热至九日，则其舌必黑，而脉之洪数无伦可知。斯时即以大剂参地养其阴，何至阳无所附，而狂叫晕绝哉？犹幸胸尚不冷，则知阳分未尽，尚得起死回生耳。彼始焉，杂用风燥以亡其阴，继焉，纵加霜雪以亡其阳，遂使虽有明哲，亦只袖手以视，而莫可施其回挽者，盖不知其几也。有活人之心者，尚其于此等案中细加参究，将自不致有操刀之患矣。(《四明医案》)

◆ 胃痛

一妇人胃脘痛，勺水不入，寒热往来。或从火治，用芩、连、栀、柏；或从寒治，用姜、桂、茱萸。展转月余，形体羸瘦，六脉弦数，几于毙矣。予曰：此肝痛也，非胃脘也。其病起于郁结生火，阴血受伤，肝肾枯干，燥迫成痛，医复投以苦寒辛热之剂，胃脘重伤，其能瘳乎？急以滋肾生肝饮与之，一昼夜尽三大剂。五鼓熟寐，次日痛定觉饿矣。再用加味归脾汤加麦冬、五味，十余剂而愈。

杨乘六按：肝痛一症，四明实补，胃脘诸痛治法之所未及。予每祖其意，以治肝经血少者，加味逍遥散加生地；血少而燥者，疏肝益肾汤加当归，或左归饮加柴芍。或滋肾生肝，或滋肾清肝，随症选方，无不立应。若从痰、火、寒、食等因求之，失之远矣。且痰、火、寒、食等因，如有诸内，必形诸外，而就其标可求其本。即如此案中列症，云寒热往来，又云六脉弦数，则已明明画出肝虚燥痛一症供状矣，临症者自不察耳。然脉症具在，识者固自胸中了了也。(《四明医案》)

◆ **吞酸**

杭人沈孟嘉妻，患吞酸膈痛屡年矣，肌肉枯削，几于绝粒。予诊之，六脉细数，此肝木乘脾土也。先投六君子汤加炮姜，十余剂觉吞酸减半。继用补中益气汤加半夏、炮姜，十余剂而吞酸尽去，膈痛亦除矣。次用归脾汤倍加木香、炮姜，吞八味丸而愈。

杨乘六按：木曰曲直，曲直作酸。故凡酸症，悉属肝木，以酸为木气也。然此症在他人则混入逍遥、左金、疏肝滋肾等症去矣。四明乃从六脉细数中，看出肝木乘脾，而用六君、补中等剂，以培脾土；并加炮姜之辛，以制肝木之酸；复用归脾、八味补火生土，以善其后。试问今人临症，谁则能如此之分明不爽耶？(《四明医案》)

◆ **痢疾**

石门镇朱殿臣病痢，日逾百余次，身发热，饮食不进。殿臣以平日所用药示予，率皆槟榔、大黄之属。予曰：此破气利血药也。治滞下当调气不当破气，当和血不当利血。以生地、当归、白芍、黄芩、木香等数大剂饮之，三日而愈。

杨乘六按：当调气不当破气，当和血不当利血二语，是治痢家千古不易之则。临是症者，当援以为鹄也。(《四明医案》)

◆ **疟病**

桐乡曹献宬室人，十一月病疟，发则头重腰痛，寒从背起，顷之壮热烙手，汗出不止。予曰：此太阳经疟也，用大青龙汤。献宬曰：病来五六日，委顿甚矣。且病者禀素怯弱，又他医言有汗要无汗，带补为主。今汗如此，而子复用此药，恐不能当。予笑曰：第服此，其病自除。当晚汗犹未止。进一大剂即熟睡，次日不发，逾日以补中益气调理而痊。

杨乘六按：既为太阳经疟，乃不用麻黄汤而用大青龙者，以症见壮热烙手，汗出不止也。即此见前辈用方之谛。(《四明医案》)

妇科医案

◆ 闭经

曹远思内人，月水不至四月矣。腹痛不止，饮食少进，医作胎火治。予曰：此郁血也。然气禀怯弱，当补而行之。用八珍汤三大剂，果下血块升许。腹痛犹未除也，以大剂养荣等药调理，而痛除食进。

杨乘六按：第九案中鲜血奔注，反以去蓄之药利之，此症瘀血郁蓄，反以补血之剂行之。时而攻人之所不敢攻，时而补人之所不敢补，洵非有胆者不能，尤非有识者不及也。（《四明医案》）

◆ 胎动不安

吴餐霞室人，患妊娠胃口膜胀，不思饮食，口渴，下利，面少精采。医以消导寒凉与之，病转甚而胎不安。予曰：此得于饮食后服凉水所致耳。投以大剂理中汤，数剂而愈。

杨乘六按：水能灭火，饮食后服凉水，则伤胃中之阳可知，自宜救之理中，以养胃气。顾见病治病之医家，岂能窥寻及此哉。见其胃口膜胀，不思饮食也，则有消导而已矣；见其口渴下利也，则有寒凉而已矣。岂知胃气转伤，则病势转甚，而彼犹不知其故也。方且调药本对症，而无如其病犯条款耳。呜呼！古今来弄假成真，而求生得死者，十中宁有八九也，冤哉！（《四明医案》）

◆ 妊娠发热

一妇患内伤症，值孕八个月，身体壮热，口渴，舌胎焦黑，医用寒凉治之。予曰：无论内伤，即麻黄桂枝症，也须先安胎，后攻邪。今两手脉数大无伦，虚热盛极，乃复用寒凉，阳受阴逼，其能久乎？投以滋肾生肝饮，一剂热退。继用补中益气汤而愈。

杨乘六按：症曰内伤，则一补中益气足以治之矣。而先之以滋肾生肝者，盖症见壮热口渴，舌胎焦黑，脉见数大无伦，则阳邪燔灼，脉已无阴，不先救以甘温滋润之品，而遽投参芪升补之剂，则阳火愈旺而阴愈受伤矣。因为拈出，以告世之不识先后著者。（《四明医案》）

◆ 恶露不绝

一妇人产后恶露不尽，至六七日，鲜血奔注，发热口渴，胁痛狂叫，饮食不进。或用四物汤调理，或用山楂、青皮、延胡索、黄芩等行血药，卒无一效。予至，见诸医议论纷纭，无一确实。细切其脉，洪大而数。予曰：此恶露未尽，留泊血海，凡新化之血，皆迷失故道。不去蓄利瘀，则以妄为常，曷以御之？遂以醋制大黄一两、生地黄一两、桃仁泥五钱、干漆三钱，浓煎饮之。或曰：产后大虚，药毋过峻否？予曰：生者自生，去者自去，何虚之有。第急饮之，果熟寐竟夜。次早下黑血块数升，诸病如失矣。复用补中益气调理而安。

杨乘六按：前案（指桐乡曹献宸室人病疟案，编者注）以麻黄、桂枝等止汗，此案以大黄、桃仁等止血，变化莫测，谁不惊奇。而不知其所辨亦止在症，所窥亦止在脉也。（《四明医案》）

◆ 产后惊悸

用晦室人，患产后惊悸。切起时，见筐中绵絮，念将所生儿入绵絮中，不几闷死，即作惊恐忧患之状。后凡有所触，意中以为不耐，即忧患不止。或一端执想，数日才已，饮食不进，面少精采，服诸补心养血药无一效。至是用晦招予治之。予诊其脉曰：孩时得毋因齿病致大惊否？用晦向室人问之。曰：十岁时果曾病齿，治齿者用刀钳之，几受惊而死。子何以能识之也？解曰：脉法当如是耳，不精于象数钤法之学者不能也。少时以惊受损，伤其君火，心包气散，痰得留之。今产后大虚，痰因虚动，病端见矣。夫心为君主，主明则下安，国乃大昌。故凡七情皆由心起，今心气虚甚，痰邪侵扰，思虑亦因之多变。况喜乐气之阳也，忧患惊恐气之阴也，阳虚则阴得乘之。又儿为其所爱，气虚痰入，则爱不得其正，因爱而过为防护之，惟恐不至，遂因而生忧耳。今先用归脾、养荣、八味等类五十大剂，待其气血完备，然后攻之，痰可得而去，而病不再发矣。用晦如予言治之，果愈。

杨乘六按： 惊则气散，受惊而曰因齿者，肾主骨，齿乃骨余，其尺脉必沉而散。以是叹四明脉法之精者，犹浅于窥四明者也。难其于因齿受惊，因惊致损，痰因虚动，心由痰扰处，溯流穷源，晰辨无不精尽。先补后攻，治验更极神奇。医道中乃让此公出一头地耳。（《四明医案》）

儿科医案

◆ 发热

吴维师子，甫十岁，发热口渴，胸腹闷痛。予曰：少阳阳明症也。用加味小柴胡汤。是夜发晕逾一二时，维师惊甚。予曰：无伤也。但此病不传疟，必传痢。逾三日热退，果少腹痛，先解黑矢无数，随后便脓血而痢矣。连用当归解毒汤五六剂而痢除。继以六君子汤调理而安。

杨乘六按： 胸痛发热，少阳症也；口渴腹闷，则为阳明症矣。疟发寒热，少阳症也；便痢脓血，则为阳明症矣。然症尚未来，四明何自而知之？盖以症属两经合病，则可知邪并于少阳自当传疟，毒归于阳明自当传痢。其所以不传疟而传痢者，则以小柴胡汤乃少阳之的剂也，服后既见发晕，则少阳之邪业经汗散，特以正不胜邪，故不能托之尽出耳。然即有未尽，而既逾三日，则已由经入府，而于少阳无与矣，尚何传疟之有哉？故知将来流病，前辈亦只是就现在本病，依经据理而断之，非率胸臆，妄希偶中也。学者于此等处，果肯做个题目，仔细入思议来，则因此识彼，久则后来亦可居上矣，谁谓古今人竟不相及也。（《四明医案》）

吴章成弟，八岁，发热闷乱，大便不通，医作外感治。予曰：此得之伤食，因发散太过，遂成虚热，兼风药燥血，故不便耳。先以六味饮加肉苁蓉三钱饮之，下黑矢十数枚。继以补中益气汤，数剂而诸病悉除。

杨乘六按： 伤食则气阻而脾不能运，斯时若以六君、补中等剂，少加枳桔，助脾以消食，则气通脾运，而发热便秘等病预却矣。治者乃误认为外感，而妄加发散，则阴虚血燥，肠胃干枯，所伤之食，因愈秘而不出。设再遇粗工，吾知非倍进硝黄，即重用枳朴耳，岂能以滋肾润肠之剂，使阴血濡润，而燥矢自下哉？今而后，凡只求一便矢以毕其技能者，请以熟地、苁蓉代硝、黄、枳、朴可也。幸勿膺东庄所称矢医之荣号也。（《四明医案》）

徐大千孙女，十余岁，发热数日，颈项牵绊疼痛，二便不利，忽四鼓厥逆，两目上窜，气喘口噤，牙关不开。予诊之，病自太阳传阳明，今传少阳，甲乙兄妹，遂传厥阴耳。语其家人曰：幸年小可救也。急以麻黄附子细辛汤，一夜尽三剂而始苏，五鼓能言矣。次用小柴胡汤合泻心汤等药，调理而愈。

杨乘六按：凡从阳经传阴经者，不作阴症，乃从阳经中治。四明治感，据症辨经，按经用药。如此，仲景真不死矣。（《四明医案》）

徐彦为子，甫四岁，盛夏发热，惊搐不已，腰曲目直，小便短赤，面无神色。医作伤寒治，不应。邀予视之。予曰：火燥生风，风淫末疾，非伤寒也。用滋水清肝饮，尽一剂而汗解便利热退。予曰：疟至矣。翌日果然。立用五味异功散加麦冬、五味，十余剂而愈。

杨乘六按：每验小儿惊症、产后痉症，以及类中风症，悉属火燥生风。而伤寒一症，尤多火燥生风者。盖因火燥而后风生，风从内出，非自外来，所以为风淫末疾也。医家若不知其风从火出，而杂用羌、防、辛、芷劫风燥血之剂，则火得风而转烈，阴被燥而必亡矣。只看案中列症，先日发热，次及惊搐，便见非热不生风，非风不发搐。然其发热之由，总为肝肾阴虚所致。其腰曲者，肾水亏也；其目直者，肝血燥也。且肾合膀胱，肝主疏泄，未有肝肾阴虚而小便犹能清利者。症虽蜂起，其实蝉联。标有不同，其本则一，类如是也。学者须知其审症一毫不爽处，始知其处方一线不走处。若第用疏肝益肾及滋肾生肝等剂，非不对症，然尚有一膜之隔也，细按自知。(《四明医案》)

◆ 惊风

吕坦人子，生甫数月，忽急惊风，抽搐直视，发热不乳。医以抱龙丸及羌活、防风、薄荷、僵蚕等作煎调服。坦人商于予。予曰：误矣。此脾土虚而肝木盛也。急用五味异功散加煨姜进之。少顷，熟睡微汗，热退而乳。

杨乘六按：用异功以实脾土之虚，加煨姜以制肝木之盛，其处方之严密，直与长洲并驾。(《四明医案》)

◆ 水肿

沈启廷孙甫三岁，脾虚发肿，两足更甚，乳食不思，午后发热，头面羸瘦。俗医云：此病如用官料药，便成发黄鼓胀而死。但当服草头药，并以针挑其指，出黄水自愈。浙西人言出自医家药笼中者，谓之官料药。俗传单方一二味，谓之草头药。妇女酷信此说，不读书者从而和之，往往以此误事，决不为戒。启廷力排此说，延予调治。予曰：此脾虚也，非参术不能收功。病已发黄鼓胀将死矣，草头药何以治之？且官料药，皆草根树皮也，何出自医家，便为官料？启廷信而服之，渐有回色。未几又发泻，又头上生毒，烂至见骨，又出痦，皆极重，病缠绵不休。予一味补正，他病见则随症稍加减之。如是者自夏迄冬尽，用参几斤余，才得脱体，次年始长肌肉。设惑于众论，能有救否？

杨乘六按：发肿而两足尤甚者，脾虚下陷也；乳食不思者，属阳明胃土受病。盖脾运则阳明之气上达而胃开，今中州失运，则阳明之气亦不能上达也。补正者，补中益气。盖虚者实之，下者举之也。夫重症蜂起，冬夏迁延，而能徐收全效，固非有定见者不能。而知人善任，如彼其专且久，而不为庸俗所迷，则沈启廷也者，亦岂易得耶？至于官料草头之说，直捷爽快，尤足破迷正讹。(《四明医案》)

外科医案

◆ 疮疡

一乡人患发背，上距风府，下连肾俞，通块肿起，肌肉青冷，坚硬如铁，饮食俱废，不省人事，医犹用解毒药。予诊之，六部细数，气血大亏，毒将内陷矣。急用养荣汤加附子、炮姜，三大剂而胃气开，十剂而坚硬者散去十之八九，只留左边如茶钟大，焮红作痛。予戒之曰：切莫箍药及刀针。气血温和，毒当自出，箍则反迟。非时而刺，收口难矣。彼以不任痛，竟受刺出血。予曰：当倍前药急服，以收口为度。仍戒以节嗜欲、慎饮食，兼服还少丹、八味丸等药而愈。

杨乘六按：症有内外，理无彼此。彼专治外症，而不懂内症者，必其并不明于外症者也。故此症若一经外科粗技，则惟有败毒药以消肿，破气药以开胃耳，宁能顾其本之亏与不亏，毒之陷与不陷哉？四明内外泛应，无不曲当。由其脉症分辨处，无不清晰。更由其内外合一处，无不贯彻也。（《四明医案》）

五官科医案

◆ 喑哑

一乡人力田辛苦，复饥甚饮食骤饱，倦卧半晌，醒后忽喑哑不言，如是者二十余日矣。就予诊之。予曰：劳倦伤脾，饥饱伤胃，阳明之气，遏而不升，津液不行，贲门拥涩，故语言不能出耳。以补中益气汤十大剂与之，偶午睡觉，通身汗下，言语如常。

杨乘六按：以补中益气治喑哑不言，而于喉舌置之不理，罔不共诧为异矣。讵知亦甚无奇哉，只是窥破受病之源耳。然则何病不有其源，而治病者，顾乃昧昧焉，而竟不为之寻耶？（《四明医案》）

附录 方剂组成

B /

八毒赤丸：雄黄、矾石、朱砂、附子（炮）、藜芦、牡丹皮、巴豆各一两，蜈蚣一条，上八味为末，炼蜜丸如小豆大，每服五七丸，冷水送下，无时。治鬼疰病。

八味丸，即八味地黄丸：熟地黄八两（杵膏），山茱萸肉、干山药各四两，牡丹皮、白茯苓、泽泻各三两，熟附子一两，肉桂（去皮）一两，上为末，和地黄和膏，加炼蜜丸，桐子大，每服三钱，空心食前滚汤下。治肾虚发热作渴，淋闭痰嗽，头眩，眼花耳鸣，咽燥，舌痛，牙疼，腰腿痿软，自汗盗汗，便血，吐衄血，发热失音，水泛为痰。

抱龙丸：胆星（九制）四两，天竺黄一两，雄黄、朱砂各五钱，麝香五分（另研，或减半亦可），上为细末，用大甘草一斤煮极浓汁捣丸，每两作二十丸，阴晾干。用薄荷汤或灯草汤下一二丸。治风痰壅盛，或发热咳嗽，或发惊搐等证。此方加牛黄四钱，即牛黄抱龙丸；加琥珀，即名琥珀抱龙丸。

备急丸：巴豆霜、大黄、干姜等分，为末，和匀炼蜜丸，石臼内杵千余下如泥，丸如小豆大，夜卧时温水下一丸。气实者加一二丸；如卒病，不计时候服；如卒死口噤，即斡口折齿灌之。孕妇忌用。主治胃中停滞寒冷之物，心腹作痛如锥，及胀满下气，并卒暴百病，中恶客忤，口噤卒死。本方张元素谓独行丸，《脾胃论》名备急大黄丸。

补中益气汤（《医贯》）：黄芪一钱，当归、人参、炙甘草、陈皮、升麻、柴胡、白术各三分。

补中益气汤（《医宗必读》）：黄芪一钱五分（炙），人参（去芦）、甘草（炙）、归身（酒拌）、白术（土炒）各一钱，陈皮（去白）五分，升麻、柴胡各三分，生姜三片，枣二枚，水煎服。治劳倦伤脾，中气不足，懒于言事，恶食溏泄，或身热而烦，或气高而喘，或头痛恶寒自汗，或气虚不能摄血，脉洪大无力或微细软弱，或疟痢等症。因脾虚久不能愈，或虚人感冒风寒，不胜发表者，宜以此代之。

D /

大补元煎：人参补气补阳，以此为主，少则用一二钱，多则用一二两；山药（炒）二钱；熟地补精补阴，以此为主，少则用二三钱，多则用二三两；杜仲二钱；当归二三钱，若泄泻者去之；山茱萸一钱，如畏酸吞酸者去之；枸杞子二三钱；炙甘草一二钱；水二盅，煎七分，食远温服。如元阳不足多寒者，于本方加附子、肉桂、炮姜之类，随宜用之；如气分偏虚者，加黄芪、白术；如血滞者，加川芎，去山茱萸；如滑泄者，加五味子、破故纸之属。此回天赞化，救本培元第一要方。主治男妇气血大坏，精神失守危剧等证。

大分清饮：茯苓、泽泻、木通各二钱，猪苓、栀子（或倍之）、枳壳、车前子各一钱，水一盅半，煎八分，食远温服。如内热甚者，加黄芩、黄柏、草龙胆之属；如大便坚硬胀满者，加大黄二三钱；如黄疸小水不利，热甚者，加茵陈二钱；如邪热蓄血腹痛者，加红花、青皮各一钱五分。治积热闭结，小水不利，或致腰腿下部极痛，或湿热下利，黄疸，尿血，邪热蓄血腹痛淋闭等证。

当归四逆汤：当归、桂枝、芍药、细辛各一钱，甘草、通草各七分，水钟半，大枣三枚，煎七分服。主治手足厥寒，脉细欲绝。

独活寄生汤：独活、桑寄生、杜仲（炒，去丝）、牛膝、细辛、秦艽、茯苓、桂心、防风、芎䓖、人参各一钱半，甘草、当归、芍药、地黄各一钱，水二钟，生姜五片，煎八分，食前服。治肾虚受风受湿，腰腿拘急，筋骨挛痛，行步艰难。

夺命丹：蟾酥（酒化）、轻粉、麝香各五分，枯矾、寒水石（煅）、铜绿、乳香、没药各一钱，朱砂三钱，蜗牛二十个（另研，无亦可），上为末，用蜗牛或酒糊捣丸，绿豆大。每服二三丸，温酒、葱汤下。或用葱白三四寸，病者自嚼烂吐于手心，包药在内，用热酒和葱送下，如人行五七里，汗出为效。重者再服一二丸，或外用一丸入疮孔内，以膏药贴之。治疗疮发背等证，或麻木，或呕吐，重者昏愦。此药服之，不起者即起，不痛者即痛，痛甚者即止，昏愦者即苏，呕吐者即解，未成者即消，已成者即溃，有夺命之功，乃恶证中之至宝也。

F /

茯苓渗湿汤：茵陈七分，白茯苓六分，木猪苓、泽泻、白术、陈皮、苍术（泔浸一夜，炒透）、黄连各五分，山栀（炒），秦艽、防己、葛根各四分，水二杯，煎七分，食前服。清湿热，利小便。

附子理中汤：人参（去芦）、白术（土炒）、干姜（炮）、甘草（炙）、附子（制熟）各等分，上每服八钱，水煎服。治脾胃虚寒，饮食不化；或手足厥冷，肠鸣切痛；或痰气不利，口舌生疮；或呕逆吐泻等症。

G /

感应丸：南木香、肉豆蔻、丁香（各一两半），干姜（炮）一两，百草霜二两，巴豆七十粒（去皮心膜，研，去油），杏仁一百四十粒（去皮尖），上前四味为末，外入百草霜研，巴豆与杏仁另研细末和匀。用好黄蜡六两，熔化成汁，以重绢滤去渣，更以好酒一升，于砂锅内煮蜡数沸倾出，酒冷其蜡自浮于上，取蜡称用。丸用清油一两，铫内熬令香热，次下蜡四两，同化成汁。就铫内乘热拌和前药末，捏作锭子，丸如豆大。每服三十丸，姜汤空心送下。新旧冷积并可治，此方神妙不可言。虽有巴豆，不令人泻之，其积自然消化。

葛花解酲汤：人参、白术、茯苓、砂仁、白豆蔻、葛花各一钱，青皮、陈皮、猪苓、泽泻各七分，神曲、木香各五分，水二钟，生姜五片，煎七分，食远稍热服，取微汗，酒病去矣。或为末，姜醋汤调服二三钱亦可。

骨碎补丸：骨碎补、虎骨、自然铜、天麻（酒浸）、当归、当药（另研）、牛膝（酒浸）、川芎（去皮脐）各五钱，乳香、朱砂各三钱（另研），上为细末，酒糊丸桐子大，每服三五十丸，食前温酒送下。主治诸痹，筋骨疼痛，脚膝痹痛。

归脾汤（《景岳全书》）：人参、黄芪、白术、茯苓、枣仁各二钱，远志、当归各一钱，木香、炙甘草各五分，水二盅，加圆眼肉七枚，煎七分，食远服。如无痛郁等证，必须除去木香，以避香燥，岂不于气虚血动者尤为善乎。又远志味辛，气升而散，凡多汗而躁热者，亦宜酌用。治思虑伤脾，不能摄血，致血妄行；或健忘怔忡，惊悸盗汗，嗜卧少食；或大便不调，心脾疼痛；疟痢郁结，或因病用药失宜，克伐伤脾以致变证者，最宜用之。

归脾汤（《医宗必读》）：人参、茯神、龙眼肉、黄芪、酸枣仁（炒，研）、白术各二钱半，当归、远志各一钱，木香、甘草各三分，水二钟，姜五片，红枣一枚，煎一钟服。治思虑伤心脾，健忘怔忡。

桂枝汤：桂枝、赤芍药各二钱，甘草一钱，水盏半，生姜五片，大枣三枚，煎八分，温服。治太阳中风，发热汗出，鼻鸣干呕。

H /

红豆丸：丁香、胡椒、砂仁、红豆各二十一粒，为细末，姜汁糊丸，如皂角子大，每服一丸，以大枣一枚，去核填药，面裹煨熟，去面细嚼，白汤下，日三服。主治呕逆膈气，反胃吐食。

槐花蕊：新槐蕊拣净，不必炒，每食前用清酒吞下三钱许，早午晚每日三服。服至二三升，则热毒尽去，可免终身除毒之患，亦无寒凉败脾之虑，此经验神方也。如不能饮，即用滚水、盐汤俱可送下，但不及酒送之效捷也。治杨梅疮、下疳神方，用于绵花疮毒及下疳初感，或毒盛经久难愈。

活络丹：草乌（炮，去皮）、川乌（炮，去皮脐）、胆星各六两，地龙（去土焙干）、乳香（去油）、没药各二两二钱，蜜丸，桐子大。每服二三十丸，温酒、茶清任下。治中风手足不用，日久不愈，经络中有湿痰死血者。

活命饮，即仙方活命饮：穿山甲（蛤粉炒黄）、白芷、防风、天花粉、赤芍药、归尾、乳香、没药、贝母、皂刺、甘草各二钱，金银花、陈皮各三钱，酒一碗，煎数沸，温服。治一切疮疡，未成脓者内消，已成脓者即溃，此止痛消毒之圣药。

L /

理阴煎：熟地三五七钱或一二两，当归二三钱或五七钱，炙甘草一二钱，干姜（炒黄色）一二三钱，或加肉桂一二钱，水二盅，煎七八分，热服。本方为理中汤之变方也。凡脾肾中虚等证，宜刚燥者，当用理中、六君之类；宜温润者，当用理阴、大营之类。欲知调补，当先察此。此方通治真阴虚弱，胀满呕哕，痰饮恶心，吐泻腹痛，妇人经迟血滞等证。又凡真阴不足，或素多劳倦之辈，因而忽感寒邪，不能解散，或发热，或头身疼痛，或面赤舌焦，或虽渴而不喜冷饮，或背心肢体畏寒，但脉见无力者，悉是假热之证。若用寒凉攻之必死，宜速用此汤，照后加减以温补阴分，托散表邪，连进数服，使阴气渐充，则汗从阴达，而寒邪不攻自散。此最切于时用者也，神效不可尽述。此方加附子为附子理阴煎，再加人参为六味回阳饮，治命门火衰，阴中无阳等证。若风寒外感，邪未入深，但见发热身痛，脉数不洪，凡内无火证，素禀不足者，但用此汤加柴胡一钱半或二钱，连进一二服，其效如神。若寒凝阴盛而邪有难解者，必加麻黄一二钱，放心用之，或不用柴胡亦可，恐其清利也。此寒邪初感温散第一方，惟仲景独知此义。第仲景之温散，首用麻黄、桂枝二汤，余之温散，即以理阴煎及大温中饮为增减，此虽一从阳分，一从阴分，其脉若异，然一逐于外，一托于内，而用温则一也。学者当因所宜，酌而用之。若阴胜之时，外感寒邪，脉细恶寒，或背畏寒者，乃太阳少阴证也，加细辛一二钱，甚者再加附子一二钱，真神剂也，或并加柴胡以助之亦可。若阴虚火盛，其有内热不宜用温，而气血俱虚，邪不能解者，宜去姜、桂，单以三味加减与之，或只加人参亦可。若治脾肾两虚，水泛为痰，或呕或胀者，于前方加茯苓一钱半，或加白芥子五分以行之。若泄泻不止及肾泄者，少用当归，或并去之，加山药、扁豆、吴茱萸、破故纸、肉豆蔻、附子之属。若腰腹有痛，加杜仲、枸杞。若腹有胀滞疼痛，加陈皮、木香、砂仁之属。

　　理中汤：人参、白术、干姜各一钱，甘草八分，水二钟，煎一钟服。腹痛甚加附子，寒而吐者加生姜，小便不利加茯苓，肾气动者去术。治太阴自利，不渴，痰多而呕，腹痛霍乱。

理中丸：人参一两（腹痛者倍之），甘草（炙）、白术、干姜各一两，上细末，炼蜜和丸鸡子黄大，以汤数合，和丸，研碎，温服之，日三夜二。腹中未热，益至三四丸，煎热粥饮投之，微湿覆，勿揭衣。丸不及汤。

六君子汤：人参（去芦）、白术（土炒）、茯苓各一钱，半夏、橘红各一钱五分，炙甘草五分，水二钟，姜五片，煎至一钟，温服。

六味回阳饮：人参一二两或数钱，制附子二三钱，炮干姜二三钱，炙甘草一钱，熟地五钱或一两，当归三钱（如泄泻者或血动者，以白术易之，多多益善），水二盅，武火煎七八分，温服。肉振汗多，加炙黄芪四五钱或一两，或冬白术三五钱；泄泻，加乌梅二枚，或五味二十粒；虚阳上浮，加茯苓二钱；肝经郁滞，加肉桂二三钱。主治命门火衰，阴中无阳，阴阳将脱等证。

六味汤：即六味地黄丸方。治肾水亏损，小便淋闭，头目眩晕，腰腿酸软，阴虚发热，自汗盗汗，憔悴瘦弱，精神疲困，失血失音，水泛为痰，病为肿胀，壮水制火之剂也。

六味丸，即六味地黄丸：熟地黄八两（杵膏），山茱萸肉、干山药各四两，牡丹皮、白茯苓、泽泻各三两，上为末，和地黄膏，加炼蜜丸，如桐子大，每服五钱，空心食前滚汤下。治肾水不足，发热作渴，小便淋闭，气壅痰嗽，头目眩晕，眼花耳聋，咽干齿动，腰腿痿软，便血吐血，盗汗失音，水泛为痰。

M /

麻黄左经汤：麻黄（去节）、干葛、细辛、防风、桂心、羌活、苍术、防己（酒拌）、茯苓、炙甘草各一钱一分，水二盅，姜三片，枣一枚，煎八分，食前服。治风寒暑湿四气流注足太阳经，腰足挛痹，关节重痛，憎寒发热，无汗恶寒，或自汗恶风头痛。

木香槟榔丸：木香、槟榔、青皮（去瓤）、陈皮（去白）、枳壳（面炒）、蓬术（煨，切）、黄连各一两，黄柏（去皮）、香附（炒）、大黄（炒）各三两，黑丑（即头落末）四两，滴水为丸，豌豆大。每服三五十丸，食远姜汤送下，以微利为度。治一切气滞，心腹痞满，胁肋胀闷，大小便涩秘不通。

N /

宁志膏：人参、酸枣仁各一两，辰砂五钱，乳香二钱半，为末，蜜丸，弹子大，每服一丸，薄荷汤送下。

P /

破阴丹：硫黄、水银各一两，青皮、陈皮各半两（为末），上将硫黄铫子内熔，次下水银，用铁杖打匀，令无星，倾入黑茶盏内，研细，入末二味匀研，用浓面糊丸桐子大，每服三十丸。如烦躁，冷盐汤下；阴证，冷艾汤下。

S /

烧裈散：取妇人中裈近隐处剪烧灰，以水和服方寸匕，日三服，小便即利，阴头微肿则愈。妇人病取男子裈裆，烧灰用之。

参芪内托散：人参、黄芪（蜜炙）、当归、川芎、厚朴（姜制）、防风、桔梗（炒）、白芷、紫草、官桂、木香、甘草等分，入糯米一撮，水煎服。色淡白者，去防风、紫草、白芷，多加黏米。一方有芍药。治痘疮里虚发痒，或不溃脓，或为倒靥，及疮痈脓毒不化，脓溃作痛等。

参苏饮：人参、苏叶、干葛、半夏（制）、前胡、桔梗、枳壳、陈皮、茯苓、甘草各八分，木香（磨）一分，水钟半，姜五片，枣一枚，煎八分服。治伤风发热头痛，咳嗽涕唾稠黏。

神功托里散：一名金银花散。金银花、黄芪、当归、甘草等分，上用酒水各一钟，煎至一钟，分病上下，食前食后服之，少顷，再服一剂，敷患处。不问老少虚实皆可服。若为末，酒调服尤妙。治痈疽发背、肠痈、乳痈及一切肿毒，或焮痛，憎寒壮热。

神仙薰照方：雄黄、朱砂、血竭（真者）、没药各一钱，麝二分，上五味，研细末，用绵纸卷为粗捻，约长尺许，每捻中入药三分裹定，以真麻油润透，点灼疮上。须离疮寸半许，自红晕外圈周围徐徐照之，以渐将捻收入疮口上，所谓自外而内也。更须将捻猛向外提，以引毒气，此是手法。此药气从火头上出，内透疮中，则毒随气散，自不内侵脏腑。初用三条，渐加至五七条，疮势渐消，可渐减之，薰罢随用后敷药。

神香散：丁香、白豆蔻（或砂仁亦可），二味等分为末，清汤调下五七分，甚者一钱，日数服不拘。若寒气作痛者，姜汤送下。主治胸胁胃脘逆气难解，疼痛呕哕胀满，痰饮膈噎，诸药不效者。

神效黄芪汤：黄芪二钱，人参（去芦）、白芍药、炙甘草各一钱，蔓荆子二分，陈皮（去白）五分，水二钟，煎一钟，去渣，临卧服。小便涩，加泽泻；有热，加酒炒黄柏；麻木虽有热，不用黄柏，再加黄芪一钱；眼缩小，去芍药。忌酒、醋、面、葱、蒜、韭、生、冷。

神祐丸：甘遂、大戟、芫花各半两，牵牛子一两，大黄一两，为细末，滴水丸小豆大，临卧温水服五七十丸。

神术汤：苍术（制）二两，防风二两，甘草（炒，一两），上咀，生姜水煎，加葱白三寸，治吹奶如神。一调六三钱。本方主治内伤饮冷，外感寒邪元汗者。

升阳除湿汤：苍术一钱，柴胡、羌活、防风、神曲、泽泻、猪苓各六分，陈皮、麦芽、甘草（炙）各三分，升麻五分，水钟半，姜三片，煎七分服。治受风飧泄，及虚弱不思食，小便黄赤，四肢困倦。

升阳散火汤：升麻、葛根、独活、羌活、白芍药（炒）、人参（去芦）各一钱，柴胡六分，防风五分，甘草四分，上水煎服。忌食寒凉之物。治四肢困倦，肌肤大热。

生脉散：人参二钱（去芦），麦门冬三钱（去心），五味子三分（杵），水一钟，煎八分服。治火旺金虚，倦怠烦渴。

十全大补汤：人参二钱（去芦），茯苓一钱（去皮），白术二钱（土炒），甘草八分（炙），当归一钱五分，熟地黄二钱（酒炒），白芍药八分（炙），川芎八分，肉桂五分，黄芪三钱（蜜炙），水煎服。主劳伤困倦，虚症蜂起，发热作渴，喉痛舌裂，心神昏乱，眩晕眼花，寤而不寐，食而不化。

疏凿饮子：泽泻、商陆、赤小豆（炒）、羌活（去芦）、大腹皮、椒目、木通、秦艽（去芦）、茯苓皮、槟榔各一钱，水钟半，姜五片，煎九分服。治通身水肿，喘呼气急，烦躁多渴，大小便不通，服热药不得者。

苏合香丸：白术、青木香、犀角、香附（炒，去毛）、朱砂（水飞）、诃黎勒（煨）、檀香、安息香（酒熬膏）、沉香、麝香、丁香、荜茇各二两，龙脑、熏陆香（别研）、苏合香各一两，上为细末，研药匀，用安息香膏，并苏合香油，炼蜜和剂，丸如弹子大，以蜡匮固，排绢当心带之，一切邪神不敢近。治传尸骨蒸，疰忤鬼气，卒心痛，霍乱吐利，时气鬼魁，瘴疟，疫痢，瘀血，月闭，疬癖，疔肿，惊痫，中风，中气，痰厥，昏迷。

T /

太清饮：知母、石斛、木通各一钱半，生石膏五七钱，水一盅半，煎七分，温服或冷服。或加麦门冬。主治胃火烦热，狂斑呕吐等证。可与白虎汤出入酌用。

桃核承气汤：桃仁五十枚，大黄四两，甘草二两，桂枝二两，芒硝二两，水七升，煮二升半，去滓，内芒硝，更煮微沸，分温服五合，日三服。治太阳病不解，热结膀胱，其人如狂。

W /

胃关煎：熟地三五钱或一两，山药（炒）二钱，白扁豆（炒）二钱，炙甘草一二钱，焦干姜一二三钱，吴茱萸（制）五七分，白术（炒）一二三钱，水二盅，煎七分。食远温服。泻甚者，加肉豆蔻一二钱，面炒用，或破故纸亦可；气虚势甚者，加人参随宜用；阳虚下脱不固者，加制附子一三钱。腹痛甚加木香七八分，或加厚朴八分；滞痛不通者，加当归二三钱；滑脱不禁者，加乌梅二个，或北五味子二十粒；若肝邪侮脾者，加肉桂一二钱。治脾肾虚寒作泻，或甚至久泻，腹痛不止，冷痢等证。

胃苓汤：一名对金饮子，即五苓散、平胃散二方合用也。苍术（制）一钱五分，厚朴（制）、陈皮各一钱，甘草五分，白术八分（炒），茯苓一钱二分，泽泻一钱，肉桂三分，猪苓一钱，水二钟，姜三片，枣二枚，煎八分服。治暑温停饮泄泻，小便不利。

温胃饮：人参一二三钱或一两，白术（炒）一二钱或一两，扁豆二钱（炒），陈皮一钱（或不用），干姜（炒焦）一二三钱，炙甘草一钱，当归一二钱（滑泄者勿用），水二盅，煎七分，食远温服。如下寒带浊者，加破故纸一钱；如气滞或兼胸腹痛者，加藿香、丁香、木香、白豆蔻、砂仁、白芥子之属；如兼外邪及肝肾之病者，加桂枝、肉桂，甚者加柴胡；如脾气陷身热者，加升麻五七分；如水泛为痰，胸腹痞满者，加茯苓一二钱；如脾胃虚极，大呕大吐不能止者，倍用参术，仍加胡椒二三分许。煎熟徐徐服之。治中寒呕吐，吞酸泄泻，不思饮食，及妇人脏寒呕恶，胎气不安等。

温脏丸：人参随宜用，无亦可，白术（米泔浸，炒）、当归各四两，芍药（酒炒焦）、茯苓、川椒（去合口者，炒出汗）、细榧肉、使君子（煨，取肉）、槟榔各二两，干姜（炮）、吴茱萸（汤泡一宿，炒）各一两，上为末，神曲糊为丸，桐子大，每服五七十或百丸，饥时白汤下。如脏寒者，加制附子一二两；脏热者，加黄连一二两。治诸虫积既逐而复生者，多由脏气虚寒，宜温健脾胃以杜其源，此方主之。

吴茱萸汤：吴茱萸一两半（汤洗三次），人参三分，生姜一两半，大枣三个，上锉如麻豆大，以水二大盏半，煮取七分，去滓，分二服。

五福饮：人参随宜，熟地随宜，当归二三钱，炒白术一钱半，炙甘草一钱，水二盅，煎七分，食远温服。或加生姜三五片。凡治气血俱虚等证，以此为主。或宜温者加姜、附，宜散者加升麻、柴、葛，左右逢源，无不可也。凡五脏气血亏损者，此能兼治之，足称王道之最。

五皮饮：大腹皮（洗）、赤茯苓皮、生姜皮、陈皮、桑白皮（炒）各一钱五分，水钟半，煎八分，日进三服。治脾肺不能运行，气满皮肤，水停不利。

五香汤：丁香、木香、沉香、乳香各一两，麝香三钱，上为粗末，每服三钱，水一盏半，煎至八分，去渣，空心稍热服。呕者，去麝加藿香一两；渴者，加人参一两。大抵此药治毒气入腹，烦闷，气不通者。其余热渴昏冒，口燥咽干，大便硬，小便涩者，皆莫与之服。

Y /

一气丹：人参、制附子各等分，炼蜜为丸，如绿豆大，每用滚白汤送下三分一钱。主治脾肾虚寒，不时易泻腹痛，阳痿怯寒等证。此即参附汤之变方。

一阴煎：生地二钱，熟地三五钱，芍药二钱，麦门冬二钱，甘草一钱，牛膝一钱半，丹参二钱，水二盅，煎七分，食远温服。如火盛躁烦者，入真龟胶二三钱化服；如气虚者，间用人参一二钱；如心虚不眠多汗者，加枣仁、当归各一二钱；如汗多烦躁者，加五味子十粒或加山药、山茱萸；如虚火上浮或吐血衄血不止者，加泽泻一二钱，茜根二钱，或加川续断一二钱以涩之亦妙。主治水亏火胜。凡肾水真阴虚损，而脉证多阳，虚火发热，及阴虚动血等证，或疟疾伤寒屡散之后，取汗既多，脉虚气弱而烦渴不止，潮热不退者，此以汗多伤阴，水亏而然也，皆宜用此加减主之。

右归丸：怀熟地八两，炒山药四两，山茱萸三两，枸杞子四两，鹿角胶四两，菟丝子四两，杜仲（姜汤炒）四两，当归三两，肉桂二四两，制附子二六两，先将怀熟地蒸烂，杵膏，加炼蜜为丸梧桐子大，或丸如弹子大，每嚼服二三丸，以滚白汤送下。如阳衰气虚，加人参二六两以为之主，盖人参之功，随阳药则入阳分，随阴药则入阴分，欲补命门之阳，非加人参不能捷效；阳虚精滑，或带浊便溏，加酒炒补骨脂三两；飧泄肾泄不止，加五味子三两，肉豆蔻三两；饮食减少或不易化，或呕恶吞酸，皆脾胃虚寒之证，加炒干姜三四两，腹痛不止，加吴茱萸二两；腰膝酸痛，加胡桃肉四两；阴虚阳痿，加巴戟天四两、肉苁蓉三两，或加黄狗外肾一二付，以酒煮烂捣入之。主治元阳不足，或先天禀赋，或劳伤过度，以致命门火衰，不能生土，而为脾胃虚寒，饮食少进，或呕恶膨胀，或翻胃噎膈，或怯寒畏冷，或脐腹多痛，或大便不实，泻痢频作，或小水自遗，虚淋寒疝，或寒侵溪谷而肢节痹痛，或寒在下焦而水邪浮肿。总之，真阳不足者，必神疲气怯，或心跳不宁，或四体不收，或眼见邪祟，或阳衰无子等证，俱宜益火之源，以培右肾之元阳，而神气自强矣，此方主之。

玉华白丹：钟乳粉（炼成者）一两，白石脂（净瓦上煅通红，研细水飞）、阳起石（磁罐中煅令通红，取出酒淬，放阴地上令干）各半两，左顾牡蛎七钱（洗，用韭菜捣汁，盐泥固济，火煅取白者），上四味，各研令极细，拌和作一处，研一二日，以糯米粉煮糊为丸，如芡实大，入地坑出火毒一宿。每服一粒，空心浓煎人参汤，待冷送下。不僭不燥，可以久服，大补真元，最去宿疾。妇人无妊者，当归、地黄浸酒送下。凡服药后，以少少白粥压之。忌猪羊血、绿豆粉。清上实下，助养本元，最治二便不固，梦遗精滑等证。

远志丸：茯神（去皮木）、白茯苓（去皮膜）、人参、龙齿各一两，远志（去木，姜汁浸）、石菖蒲各二两，上为末，蜜丸桐子大，辰砂为衣，每服三十丸，空心热盐汤下。治心肾不足，梦遗精滑。

越婢加半夏汤：麻黄六两，石膏半斤，大枣十五枚，甘草一两，半夏半升，生姜三两，水六升，先煎麻黄去上沫，内诸药，煮取三升，分温三服。

Z /

镇阴煎：熟地一二两，牛膝二钱，炙甘草一钱，泽泻一钱半，肉桂一二钱，制附子五七分或一二三钱，水二盅，速煎服。如兼呕恶者，加炒干姜一二钱；如气脱倦言而脉弱极者，宜速速多加人参，随宜用之。治阴虚于下，格阳于上，则真阳失守，血随而溢，以致大吐大衄，六脉细脱，手足厥冷，危在顷刻而血不能止者，速宜用此，使孤阳有归，则血自安也。如治格阳喉痹上热者，当以此汤冷服。

炙甘草汤：炙甘草四两，生姜三两，人参二两，生地黄一斤，桂枝三两，阿胶二两，麦门冬半升，麻仁半升，大枣三十枚，上九味，以清酒七升，水八升，先煮八味，取三升，去滓，内胶烊消尽，温服一升，日三服。

滋肾丸：黄柏、知母各二两，肉桂一钱，上为细末，熟水为丸，如梧桐子大，每服一二百丸，空心白汤下。主治不渴而小便闭，热在下焦血分。